當更年期遇上青春期

編著／大家健康雜誌
總編輯／葉雅馨

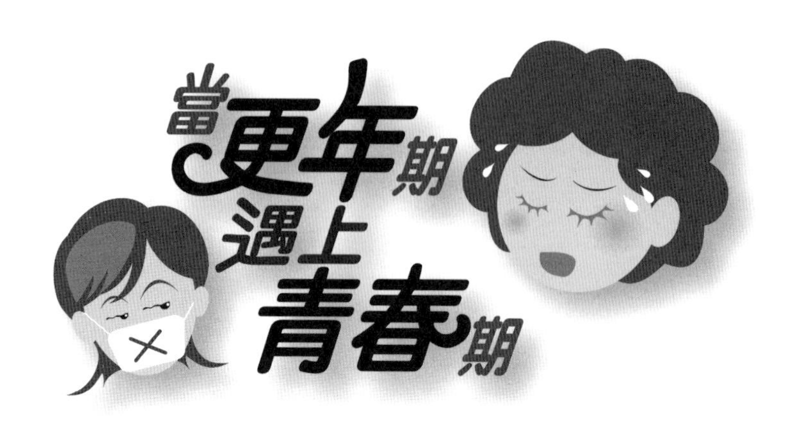

【發行人的話】健康好書，貼近妳的生活 黃鎮台 4

【推薦序】安然度過兩代暴風雨 柯滄銘 6

【推薦序】甘之如飴地當孩子的靠山 吳佑佑 8

【推薦序】搞定青春狂飆期 汪詠黛 12

【編輯後記】都是荷爾蒙在作怪 葉雅馨 226

Chapter 1 親子相對論

1-1 更年期VS.青春期 002

1-2 家庭革命的兩大導火線 008

1-3 生理機能，兩代不同調 011

Chapter 2 解決兩代生理問題

2-1【青春期篇】媽，我那裡流血了！ 018

2-2【更年期篇】卵巢不見了！ 028

2-3【更年期篇】為自己設計專屬健檢套餐 033

2-4【更年期毛病篇】如何擊退骨質疏鬆？ 047

2-5【更年期毛病篇】預防心血管疾病來敲門 056

2-6【更年期毛病篇】活化腦細胞，杜絕失智 061

2-7 【更年期毛病篇】皮膚怎麼水噹噹？ 067
2-8 【更年期毛病篇】順暢如廁不困難！ 076
2-9 【更年期毛病篇】「性福」怎麼浪漫營造？ 083
2-10 【更年期毛病篇】拯救更年期，該用荷爾蒙療法嗎？ 086
2-11 【親子篇】兩代如何一起吃出健康？ 095
2-12 【親子篇】穴道按摩解決跨代困擾 101

Chapter 3 扭轉兩代心結

3-1 青春期的孩子多頑皮？ 106
3-2 更年期的媽媽多壓抑？ 114
3-3 代溝一定存在嗎？ 119
3-4 傾聽媽媽與孩子的內心話 124

Chapter 4 生活實戰

4-1 讓他學習獨立成長 136
4-2 18禁問題 142
4-3 如何溝通？ 148
4-4 跟孩子做朋友 159
4-5 不可踩的7大孩子地雷 169
4-6 8招互動你，我，他 177

Chapter 5 瓦解親子代溝

5-1 當愛說不出口，怎麼變通？ 186
5-2 轉移情緒的聰明提案 194
5-3 怎麼讓冰點關係重新溫熱 205
5-4 親子可以一起做的10件窩心事 216

發行人的話

健康好書，貼近妳的生活

黃鎮台

從2001年開始，董氏基金會《大家健康》雜誌陸續出版了「保健生活」系列叢書，包括《與糖尿病溝通》、《做個骨氣十足的女人—骨質疏鬆全防治》、《營養師的鈣念廚房》、《灌鈣健身房》、《氣喘患者的守護》、《男人的定時炸彈—前列腺》等。

每隔一、二年，我們就會出版一本健康好書。期望透過這系列書籍的出版，國人能瞭解各種疾病的成因，日常預防照護的知識，進而能身體力行這些受用的保健常識。

面對不幸被疾病困擾的朋友，我們也特別在這系列書中，介紹治療後應注意的事項及相關的醫療知識。

今年5月，我們再次推出一本健康好書——《當更年期遇上青春期》，這本新書在內容安排上，與過去的系列書籍有一些比較不同的地方。過去這系列的書籍，比較強調疾病的危害、病理的探討與說明，這本新書，除了部分篇章說明婦女的更年期疾病，大部分焦點落在兩代、親子間相處、溝通等生活議題，從醫療病理層面，拉到更貼近生活的互動層面，讀者可以把書中的貼心叮嚀，運用到實際生活上。

更年期與青春期同樣面臨荷爾蒙引起的身心重大變化，就生理面而言，更年期的媽媽體內的荷爾蒙慢慢在下降，青春期的孩子卻逐漸上升，一降一升的兩代，同處一個屋簷下，難免產生磨擦，如果處理不當，親子間關係的疏遠，反而是生理外更嚴重的問題，期望遇到此問題的讀者，能從本書找到答案，享受另一階段的美好人生。

（本文作者為董氏基金會董事長）

推薦序

安然度過兩代暴風雨

柯滄銘

隨著人類壽命的延長，婦女的一生將近有40％在更年期度過，絕大多數的更年期婦女都會經歷生理和心理方面的變化。因遺傳體質和家庭社會環境的不同，更年期的現象和嚴重程度因人而異，每個人對抗的方法也差別很大。

一方面，更年期的出現剛好是很多慢性病，如糖尿病、高血壓、心血管疾病、關節退化症等開始發作的時機，不同原因需要不同的處理方法。正確瞭解婦女更年期的身心變化，給予適時的預防和適當的處置，可大幅度提高生活品質。每位婦女都應重視這方面的新知。

另一方面，高齡化的社會也伴隨少子化現象。媽媽本人接近更年期時，寶貝兒子或女兒很多也剛好進入年少輕狂的青春期，小孩的主觀意識特別強，意見尤其多。大人在望子成龍、望女成鳳的心理驅策下，往往忽略小孩的心理感受，導致親子之間的關係緊張，不容易有良性發展。如何謹慎度過更年期，並協助子女克服青春期的暴風雨，使其發揮個人所長，其重要性絕對高於個人名利或地位的追求。

本書詳盡地提供婦女在更年期、子女在青春期，可能面對的身心問題，及如何解決或減輕問題的方法。此外，書中以大篇幅探討增進親子關係的實用法則，非常值得閱讀。個人從事婦產科工作超過30年，小孩也都成年，讀來仍受益良多。

個人相信：與其花時間，觀看當今臺灣社會的政治口水戰，或聳動腥羶的報導，不如靜下心閱讀《當更年期遇上青春期》這本書，相信全家人在身心靈方面獲益會更豐富。

（本文作者為台大醫學院婦產科教授、現任柯滄銘婦產科院長）

推薦序

甘之如飴地當孩子的靠山

吳佑佑

從事兒童青少年精神科醫學工作近20年，長年以來不斷為孩子們發聲，就怕他們被誤會、不被瞭解。青春期是心理情感層面上尋求獨立自主的階段，這階段的孩子，什麼事都要自己決定，不要別人管，但在大人眼中又常是什麼都做不好。當他人表示些意見，青少年就認為不被尊重，侵犯個人隱私；若少管一點，又說對他們不關心，究竟要如何與他們相處，是一門很大的學問。

青少年邁入青春期，體內荷爾蒙快速增加，生理產生巨大的變化，第二性徵開始發育，身高在兩三年之間明顯地改變，對青少年而言發育的速度快或是慢，都是一種壓力。大人們的話題也不時圍繞在孩子的身上打轉，對外觀的改變，大家都需要一段時間適應。此時，不難看到青少年朋友們花很多時間研究青春痘。另外，荷爾蒙的增加，也直接影響青少年們的情緒變化，有時連他們都搞不清楚自己在煩躁不安什麼。

在心理層面上，青春期是尋求獨立自主、重新學習自我認同的時期，對大人及過去所有的認同產生疑問，多數青少年會問自己是誰；對過去崇拜的父母也懷疑起他們的能力，甚至過度貶低成人的價值觀、去挑戰威權，青少年會問自己為什麼要聽父母的話，父母不見得都懂，卻事事都要干涉。青少年心境開始徬徨，腦海裡充滿疑問，例如：我的未來會如何？人為什麼要活著？生命的意義是什麼？對於過去所認同的自己漸漸瓦解，無形間產生許多壓力。在重新找到「自己」的過程中，會以同儕與偶像為新的認同對象，這階段的孩子受同儕影響很大，同伴間互相影響，穿相似的衣服，做相同的事情，這就叫「流行」；青少年也會因崇拜某位明星而瘋狂，情緒隨著起伏波動。青春期的孩子需要一些時間，才能重新調整自己的價值觀，學習確定自我，不輕易受別人影響。

青少年在面對所處的社會環境，他們可以控制的事是有限的，課業上的壓力，使他們的負擔加重。有些孩子可以從學習課業中得到認同及自我成長。在學習中得到快樂，但並非多數孩子都是如此，他們自覺在被迫的情況下學習，學習時間長，又沒太大的成就感，老師都喜歡出一些讓學生考不及格的考卷，父母只注意差幾分才達到滿分，孩子的時間多花在補習班、才藝班、課後輔導。進入國中後，在家時間更少了，親子間為了學習的問題產生許多衝突，家人間的關係疏離，更使青少年在尋求重新認同的過程中加深困難，如果孩子沒有特別興趣，在同伴間也找不到認同，更容易對未來感到沒目標及希望。

處在青春期尷尬的青少年，正需要父母、老師等長輩的關心與幫助，大人們學習如何與青少年孩子相處，是相當重要的課題。父母、師長的身教，對孩子成長很重要，允許孩子與自己有不同的意見，尊重青少年的「次文化」，陪伴他在錯誤中學習，接受他的缺點，稱讚他的優點，「他可能是個功課很不好，但很會做家事的人」，學習成為孩子的良師益友，培養孩子的休閒興趣，是陪伴青少年成長的最佳良藥。

身為晚婚中年婦女的我，有兩個正值青春期的女兒，看完這本書，只能說：當媽媽們真的好難，也好辛苦。上有公婆、父母，另一伴在拚事業，家中大小雜事必須主婦們一肩扛起，除了要在有限金援下做最好的運用，節約開銷，身體上還要面對更年期荷爾蒙失調的不適，一有情緒，就被家人稱是更年期所造成；主婦還要成為孩子最佳的談話對象，瞭解他們的情緒、面對的壓力，講話也要有技巧，真心誠意地接受孩子的成就及困難，幫助孩子紓壓、解惑；此外，當先生對老闆及客戶發牢騷時，扮演最好的聽眾，忠實支持者；更不必說在職場上的「女性」，沒有特權，要有好的表現……最厲害的是主婦們都甘之如飴，幾世紀來從未改變，盡力把自己的角色扮演好。《當更年期遇上青春期》是一本幫助家人更互相瞭解彼此的書，相信您會和我一樣喜歡它！

（本文作者為長庚醫院兒童心智科主治醫師）

推薦序

搞定青春狂飆期

汪詠黛

當更年期遇上青春期，會碰撞出什麼火花？想到陪兒子一起走過的那段辛苦歲月，哇，心有餘悸啊！

現在看到董氏基金會要出這本書，真是為許多家庭高興，有那麼多的醫師提供專業知識，以及諸多實例可以做參考；卻也有點小小嫉妒，為什麼不早點出版呢？害我走了那麼多冤枉路！

如同本書中醫師的提醒：「多數女性過了40歲，就要開始注意更年期的症狀。」咱家大兒子比比進入國中時，我剛好跨入40歲。

他的青春期來勢洶洶，一點都不客氣；我則是處於更年期的「前期」階段，症狀開始隨著兒子青春期給我的挑戰，一點一點慢慢出現，最明顯的是原本其準無比的經期亂掉了，惱人的失眠問題也伴隨而來。

有問題，就要找解決的辦法。真慶幸自己在媒體工作，資訊多、人脈多，我找相關的書籍、找婦科醫師、找心理醫師、找有經驗的朋友，弄清楚更年期是怎麼回事，也明白青春期荷爾蒙會如何「作怪」；接下來，更年期vs.青春期的「對抗賽」，就是自己要努力的事啦！

所謂的自己，指的不是我一個人，而是一家人，甚至是整個家族。我因為尚未到需要特別用藥的階段，所以只要自我調適、慢慢接受即可；但遇到比比難搞定的青春「狂飆」期，可真是需要全家族的長輩，付出更多愛心、耐心和包容心，才能好好陪他走過人生這一段路。

比比是個活潑、陽光的孩子，但從小學五、六年級起，就開始漸漸展現青春期特質——建立自我，以反抗父母的意見來表達自我想法。

到了國中，尤其明顯。不論我和他爸爸多麼用心、耐著性子、想盡辦法，希望和他「和平共處」，卻總覺得這個臭小子「軟硬不吃」，很長一段時間的親子關係緊繃，讓人有著深深的挫折感，甚至開始為了這個孩子的教養問題，影響家庭的根基——夫妻關係。

這代誌有點大條了！從大學時代交往，我和外子的感情就已經打下深厚基礎，一路走來，相扶相持，親自帶大兩個孩子；但在最需要夫妻同心、一起陪著孩子度過狂飆期的時候，我倆卻因為教養觀念和方式不同，而常起口角衝突。這對我來說，可是比親子關係劍拔弩張還更痛苦！

我始終相信，只要夫妻關係和諧，再嚴重的親子問題都可以解決；當驚覺到自己和外子吵架次數日增時，我開始好好反省，冷靜地拖著另一半去找心理醫師幫忙。才去看診兩次，就不必再跑醫院了，因為我找到方法，可以繼續為咱家的「更年期vs.青春期」而奮戰。

方法是什麼呢？

嘿嘿，賣個關子，現在不告訴您，提示一下，全在這本書上！當然，不要光看我的實例，其他人的好方法都值得參考。

不過，還是忍不住要提醒您一句，每個孩子都是獨一無二的，別人的例子畢竟是別人，您清楚自己孩子的特質嗎？您找得出最適合他的好方法來幫助他嗎？別拿他和別人比較，也不要計較他今天的表現不如別人，只要相信他和您一樣，都有向上、向善的心，貴府「當更年期遇上青春期」的問題，一定能迎刃而解、平安度過！

（本文作者為前中國時報文化新聞中心副主任，現為親子、兩性專欄作家）

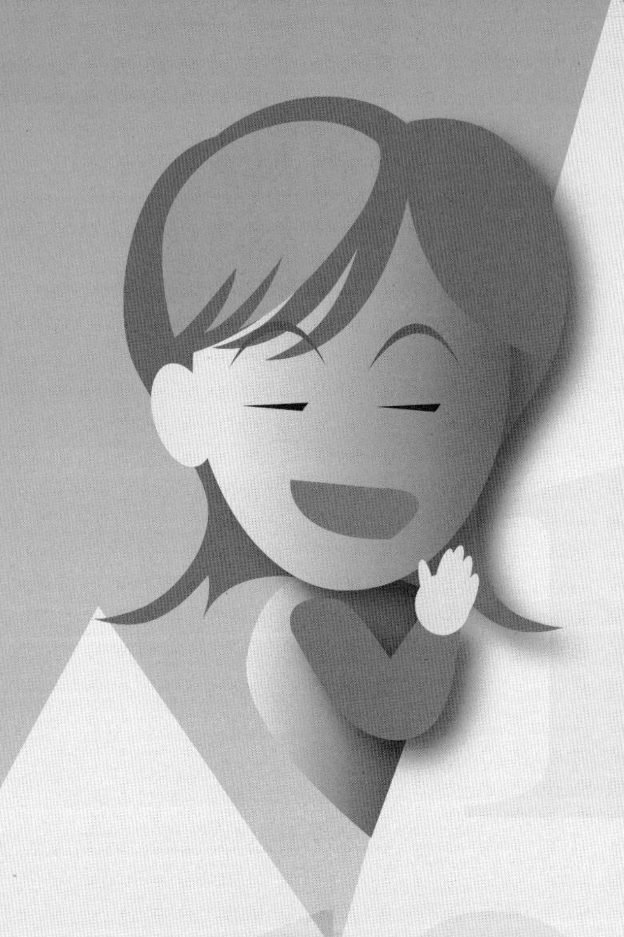

「青春期」與「更年期」的身心變化不一樣，就像上下樓梯，在身體機能上有明顯不同的趨勢，到底他們各自煩惱什麼？要以何種心態和心情，迎接這兩個重要時期？

Chapter 1 親子相對論

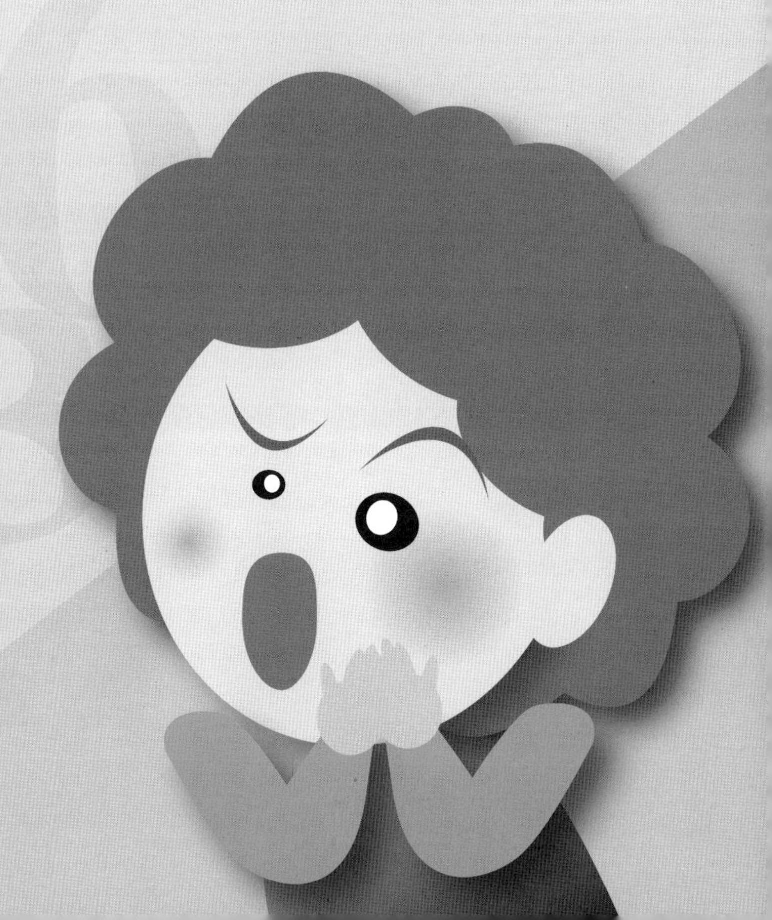

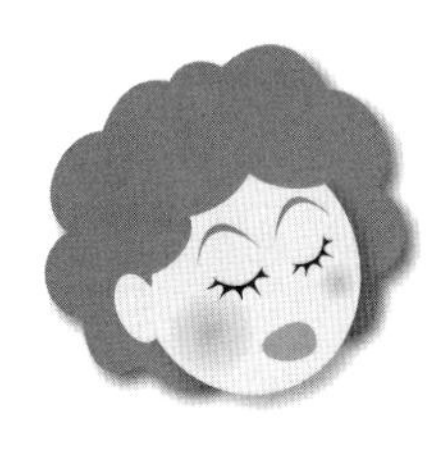

1-1 更年期vs.青春期

今昔相比，更年期與青春期同時現身家庭的機率愈來愈高，在雙方身心不斷轉變下，兩代衝突似乎不可避免……怎樣能安然度過，避免一觸即發的家庭風暴？

更年期是棘手問題，不僅生理出現熱潮紅、盜汗、頭暈、失眠、記憶力差等症狀，不知不覺情緒也愈來愈難控制，EQ明顯變差，身心飽受打擊，生活品質大受影響。

晚婚普遍，兩代迸出更多火花

發生更年期的年齡不盡相同，長期關注婦女身心醫學、開設「更年期特別門診」的林口長庚醫院精神科主治醫師蕭美君表示，「前來求診的病患以43～62歲最多，而44～58歲的婦女最容易碰到更年期問題。」不論哪個數據都顯示，多數女性過了40歲就要開始注意更年期的症狀。

上一代的人普遍早婚，多在20、30歲懷孕生子，更年期時，子女早獨立自主，不需要父母操心；反觀現代人，35歲後產子的比比皆是，加上更年期症狀在停經前1～2年、停經後2～3年都會持續存在。

以更年期平均年齡49.8歲來算，自47歲開始，體內荷爾蒙會高高低低、起伏變化，家裡如果也有孩子，正經歷同樣延續數年的青春期，便大大提升「更年期遇上青春期」的機率。

兩者的生理變化都是荷爾蒙作怪，不僅影響媽媽的身心穩定度，同樣造成青春期小孩身心巨大的轉變，儘管如此，兩代面對的問題卻大異其趣，想法南轅北轍。身心皆處於變化期的兩代，共處一個屋簷下，難免擦出令人措手不及的「火花」，一旦處理不當，就可能使親子關係漸行漸遠。

孩子愈大，父母要愈堅強

單單要面對青春期或更年期，就已經是很「大條」的事情。青春期的荷爾蒙變化，使身體形象改變、男女性徵變得明顯，孩子愈來愈注意外貌，對異性開始產生興趣，台北市立聯合醫院婦幼院區婦產科主任姜禮盟強調：「青春期是孩子建立自我時期，常見的情況是渺視權威，有時會反抗父母意見來表達自我想法。」

現年63歲，自嘲「更年期已離我很遠」的前台北長庚醫院新陳代謝科主治醫師黃妙珠，回想起子女青春期的往事說道：「小孩變得不像小時候那麼容易掌握、那麼貼心，多少會傷父母的心。」

30多歲的蕭美君，臨床上聽到太多父母心煩青春期小孩的故事，她回頭問自己的父母，是否也曾帶來同樣困擾，蕭媽媽的答案是：「每個孩子到那個階段，就酷酷地不說話，總之就是彆扭。」

此外，就算更年期媽媽沒碰上青春期小孩，仍有許多親子關係的調適問題，身為醫師的黃妙珠也無法免疫。記得有一次，她打電話跟兒子「預約」一起做些什麼，兒子卻跟她說：「要問太太。」

當下的她心裡有點不是滋味，可是理智上又覺得：「兒子這麼做很合理，如果媳婦有同樣狀況，也要問我兒子。」小孩愈大，屬於自己的生活圈愈廣，和父母的臍帶關係切得更清楚，她帶點失落的口吻說：「更年期的父母真的要自我調適、要堅強。」

控制情緒，許家庭一份好心情

當更年期和青春期碰在一塊，更年期引發的身心不適，加上青春期的難搞子女，往往使父母無法享受「40不惑」的瀟灑，也無法體會「50知天命」的豁達，每天煩惱自己、擔心小孩，原本依存度高的雙方，關係受到嚴苛考驗，家庭難免蒙上一層緊張氣氛。

有位焦慮症的媽媽，在小孩青春期時正好邁入更年期，原本和諧快樂的家庭，在更年期和青春期的雙重壓力下，完全變了調。原本有事就找媽媽的女兒，進入青春期後，和媽媽的關係時好時壞，有次，她出言頂撞父母，表達想獨立的渴望，媽媽難以接受這種轉變，爸爸也因一時失控，出手打她，家庭衝突一發不可收拾。

類似案例在精神科門診屢見不鮮，當更年期母親憂鬱情況好轉時，可能說：「算了，算了，幹嘛把自己搞成這樣，我先把自己照顧好再說。」但憂鬱情緒仍時好時壞，家庭氣氛也跟著高低起伏。

蕭美君提醒，更年期的症狀之一就是「易怒」，有時小孩回一句，也許沒啥大不了，父母就認為孩子是在頂嘴。事後想想，或許他真的沒這意思，只是當時自己控制不了情緒，使親子關係日益緊張。

更年期不適原因錯綜複雜

更年期父母碰上青春期小孩，會加重更年期症狀嗎？

黃妙珠認為有可能，因更年期會使人情緒不穩、忍耐力變差、應對事情的能力降低，當面對大問題時，難免處理得不如人意，在身心俱疲的情況下，就會加重症狀。

然而，姜禮盟表示：「心理變化也會伴隨生理變化而來。」更年期症狀中，「失眠」是影響生活品質的最大元兇，一旦睡不好，情緒就容易變差，其他症狀像熱潮紅、盜汗、荷爾蒙缺乏也會影響睡眠品質，只要適當治療，恢復睡眠品質，心情也會跟著改善。

其次，約有七成案例補充荷爾蒙改善更年期症狀，但荷爾蒙不是萬靈丹，姜禮盟觀察，使用自然療法，如上社區大學、培養興趣等，也能轉移媽媽們的注意力，更能適應更年期的症狀。

約三成更年期媽媽無法單靠荷爾蒙解決問題，此類病患多數轉到精神科看診。當患者來到精神科，蕭美君第一件做的事就是：「確定患者是否處於憂鬱症狀態，因更年期是導致憂鬱症的危險因子。」

有些併發憂鬱症的更年期媽媽，發現小孩變得悶悶的、不愛說話時，常以為是自己把憂鬱症遺傳給小孩，因而非常自責，導致病情加重。其實這類父母不需想太多，因為影響青少年憂鬱症的因素中，「養育態度和社會環境比遺傳的影響還大。」

而且，不是到精神科就診的人，就一定有更年期憂鬱症。蕭美君在臨床上發現一個有趣的現象：「以抗憂鬱劑治療熱潮紅、盜汗、失眠等更年期症狀的效果不錯，所以，不是只有憂鬱症才使用抗憂鬱劑。」

跨越更年期障礙

在資訊發達的今天，知道更多、掌握更多可利用的資源，就能幫助我們解決更多問題，更年期遇上青春期也許是個新的社會問題，但絕不是不可解的方程式。不過，當更年期父母碰上青春期子女時，還是以更年期的問題較干擾當事人。姜禮盟分析：「前來求診的更年期患者，遠遠超過因青春期困擾就診的青少年。」換言之，大多數父母能體諒小孩青春期的身心變化，反觀小孩，被父母唸兩句，就不耐煩地回應：「你是不是更年期到了，這麼嘮叨？」深深傷害父母的心。

這時，如果身邊的人能給予關心最好，只是求人不如求己，走過更年期的黃妙珠建議：「個人要懂得自我覺醒。」清楚自己的情況，和醫生共同評估應採取哪種方式協助自己度過更年期。

（採訪整理／林淑蓉）

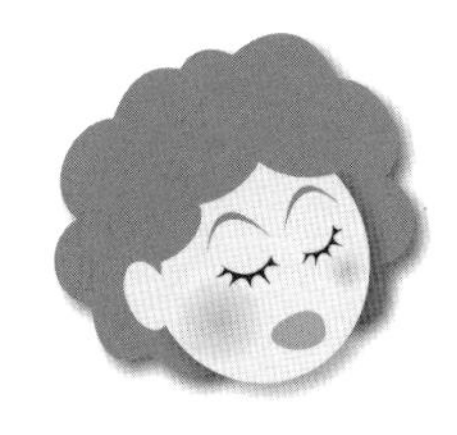

1-2
家庭革命的兩大導火線

家中的寶貝兒女開始邁入「青春期」，「更年期」的媽媽身心也正產生變化，美好的家庭該如何同時面對這兩個重要時期？

「青春期」與「更年期」的身心變化不一樣，要以何種心態和心情，迎接這兩個重要時期，是許多人都應作好準備的人生功課，首要之務，就是對「青春期」與「更年期」建立正確的認知與瞭解。

什麼是「青春期」？

如何確認家中的寶貝兒子或女兒即將邁入青春期階段？長庚醫院副院長謝燦堂表示，所謂「青春期」，是指小孩開始「轉大人」的過渡時期，這階段中，男女孩的性器官發育逐漸成熟，開始出現第二性徵，生長速度也比以前加快許多。

青春期的開始年齡「男女有別」。女孩進入青春期的年齡約10～14歲，此階段的女孩會發現，自己的乳房慢慢「長大」、臀部變圓、骨盆變寬；子宮及卵巢也漸漸成熟，「初經」開始來臨，此後，「月經」每月拜訪一次，「月經」也是女孩最典型的青春期特徵之一。

男孩的青春期開始年齡比女孩稍晚，約在12～17歲，這階段的男孩，睪丸與陰莖開始發育並分泌精液，身上長出腋毛、鬍鬚與陰毛，聲音也進入所謂的「變聲」階段。

一般來說，不少就讀國小五、六年級或國中一、二年級的女孩，會比同時期的男孩長得高，這是因為女孩青春期來得較早，之後男孩會急起直追，到高中，多數男孩會比同齡的女孩來得高大，因此，家長無須過度擔心為何年齡相同，但自家的兒子卻比隔壁王媽媽家的女兒矮一截！

什麼是「更年期」？

看完「青春期」，接著就來認識與成熟女性們切身相關的另一段人生時期——「更年期」。

謝燦堂表示，所謂的「更年期」與青春期相同，都是一種身心變化的過程，是漸進式，而非突如其來。更年期的範疇涵蓋女性開始停經的前後5年，所謂停經，必須是女性月經已經持續不來，且時間超過半年或1年以上。

就醫學上定義，這階段的女性，卵巢功能逐漸萎縮退化，分泌的女性荷爾蒙也會逐漸減少，月經週期開始不規則，一直到月經完全停止；隨著荷爾蒙分泌減少，部分女性會出現皮膚乾澀、失眠、面潮紅等症狀。

不過，更年期的發生年齡並無確切分界，一般是介於45～55歲，主要會因個人體質與身體狀況的不同，其過程長短、身體不適程度也會不一樣。據統計，台灣女性的平均更年期年齡約在49.8歲。

（採訪整理／羅智華）

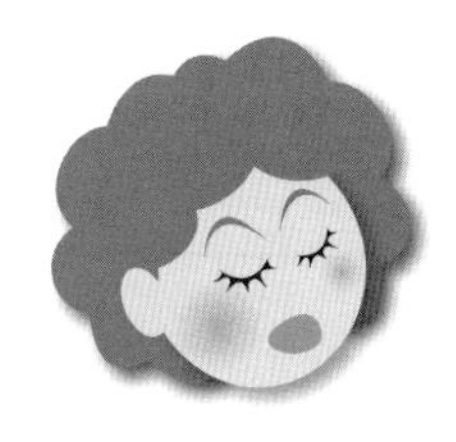

1-3
生理機能，兩代不同調

「唉！跟小孩搏感情可以，要像朋友一樣玩，真力不從心！」愈來愈多父母和子女相差30多歲，一方將進入更年期，身理機能漸漸衰退；另一方正邁向青春期，身心逐漸成熟，希望快快長大；兩代間的生理距離愈拉愈大。

青春期和更年期就像上下樓梯，在身體機能上有明顯的不同趨勢。先看處於成長階段、活力充沛、體力最好的青少年，身高、體重、骨骼、肌肉、脂肪、內分泌逐漸成熟，即將邁向大人世界，也開始擔心外表不如人。

父母這一方，隨著更年期到來，要面對體重增加、身材變形、體力衰退、情緒不穩、骨骼老化、血壓和血糖升高、膽固醇累積影響關節活動，或性腺功能退化等窘境，女性還需面臨停經、熱潮紅、骨質疏鬆，其最大煩惱就是如何延緩老化，甚至「回春」。

然而，青春期與更年期的生理機能問題，皆出現在骨骼、脂肪、皮膚部位，到底他們各自都在煩惱什麼？

骨骼的發育與衰退

青少年處於身體機能建立期，骨骼發育、身高增長；更年期則身體衰退、骨質漸漸流失，可能導致變矮、脊椎歪斜，若不幸罹患骨質疏鬆症，更容易有駝背、脊椎僵硬傾向。

很多年輕人自恃有骨本可「揮霍」，不知骨質密度會隨年齡增加而減少。其實，30～40歲以後，骨質密度會開始走下坡，造骨細胞隨著人體一起衰老，攝取的鈣質多沒經轉化儲存到骨頭，就隨著尿液排出體外，這種情況年紀愈大愈嚴重，影響身體健康的程度也會日增。

在造骨細胞慢慢衰老下，蝕骨細胞仍很活躍，繼續提取骨頭裡的鈣質到血液，這時身體若不持續補充鈣質，骨質疏鬆也會悄然而來。尤其是更年期女性，不但沒有荷爾蒙輔助，造骨細胞又隨身體衰老，等於雪上加霜。

調查指出，35歲之後骨質密度每年以0.1～0.3％的比例下降，有人甚至高達0.5％，尤其停經婦女，荷爾蒙減少，骨質密度每年更以0.5～1％的比例下降，停經後5年是下降最嚴重的時期。

至於男性，骨質密度也會在50～60歲明顯降低，尤其到了70歲以後，骨質更減少25％，不過，與同齡女性嚴重者可能減少50％相較，男性仍有「先天優勢」。

脂肪的貶值與增值

青少年常吃高油脂、刺激性的垃圾食物，容易受肉類中的荷爾蒙影響，使體重過重。更年期婦女也可能有無預警發胖、瘦不下來的困擾。

過胖問題外，也有青少年因刻意減肥，導致體重過輕，出現厭食症狀，營養大量流失，甚至死亡。中醫認為，減肥會造成氣血不足，使經期紊亂、量少、延期，台大醫院檢驗醫學部主任蔡克嵩建議，請醫師評估是否營養缺乏、內分泌系統關閉或經期不正常外，也須搭配精神科醫師，從心理層面釐清厭食原因。

青少年太胖太瘦都不適宜，他強調：「如果成長期體重不夠，成長會受限，導致身材瘦小。」太胖則血糖、膽固醇、血脂升高，因此，控制適當體重是必要的。

內分泌的多寡，也在更年期、青春期發生作用。性腺功能使青春期孩子發育完整，卻使更年期父母呈衰退現象，具體表現是20歲左右體力最好，之後便開始走下坡。內分泌中的生長激素可以使男生脂肪量變少、肌肉結實、體型精瘦，卻讓女生脂肪量變多，顯得體貌圓滿豐潤。脂肪對更年期婦女來說是種累贅，在體重沒減少的情況下，不僅肌肉變成脂肪，還會囤積於內臟中，罹患慢性病的機率也比男性高。

此外，不論是高唱「只要我長大」的青春期，或為乳房萎縮、下垂所苦的更年期婦女，都希望能「胸前偉大」，蔡克嵩指出，乳房大小由基因決定，除手術外，別無他法。更年期時也不見得每個器官都會萎縮，心臟肥大就是一例，男性可能會有攝護腺、副甲狀腺肥大問題，女性則有卵巢增生的困擾，解決關鍵仍在飲食和運動。

皮膚的成熟與老化

皮膚是青春期和更年期都煩惱不已的問題，國泰醫院皮膚科主任胡淑玲指出，皮膚狀況和遺傳、飲食、生活作息都有關。不過，身體較瘦、發育較慢、月經較晚來的人，痘痘則較少。

青春期油脂分泌旺盛，額頭冒粉刺，是長青春痘的開始，也是性腺成熟的徵兆；月經來則表示身體已成熟。門診中，胡淑玲常見到因滿臉痘痘，而自卑、喪失自信的青少年，她建議，提早養成早晚用洗面乳洗臉的習慣，若臉部太油，一天可洗2～3次，不要用力搓揉，痘痘就會變少。

至於更年期的皮膚，只要年過40歲，多少會有乾燥、老化、斑點、冒痘痘、臉潮紅、冬季皮膚癢等問題。她表示，皮膚老化有「真老化」和「光老化」兩種，前者是自然老化，後者是因工作、生活習慣、晒太陽導致的老化。若上述情形不可避免，則需勤於「白天防晒、夜晚美白」，才能讓皮膚水水嫩嫩。

皮膚從青春期到更年期有種微妙關係，她指出，青春期皮膚容易出油、冒痘痘的人，到更年期，皮膚會接近中性，顯得年輕；乾性皮膚在青春期雖然好得不得了，但過了30、40歲，常會顯得乾燥，看來比實際年齡大。

青春期和更年期雖在生理上引起不少變化，但大部分生理煩惱都可從飲食和運動解決，中醫談到的「先天之本在腎（遺傳因子），後天之本在脾（免疫系統）」就是這個意思。靠著後天親子一起營養補充、勤快活動，達到健康的目的。

（採訪整理／楊錦治）

Chapter 2 解決兩代生理問題

「月經」來時，我不敢「輕舉妄動」，怕經血不小心漏出來，尤其在學校要換衛生棉更是不方便……

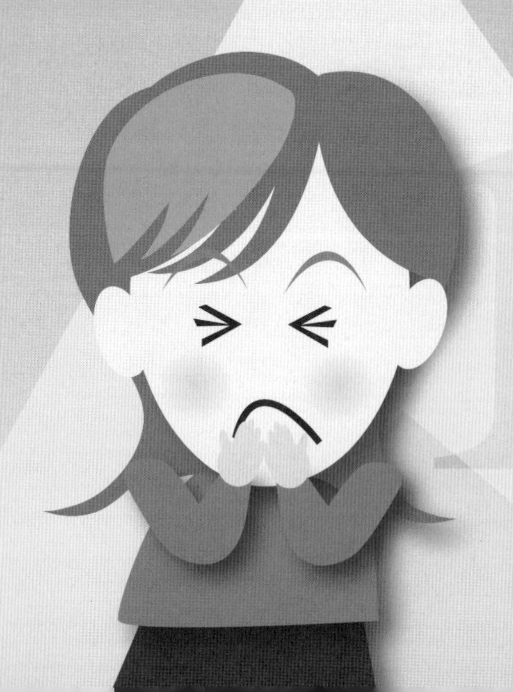

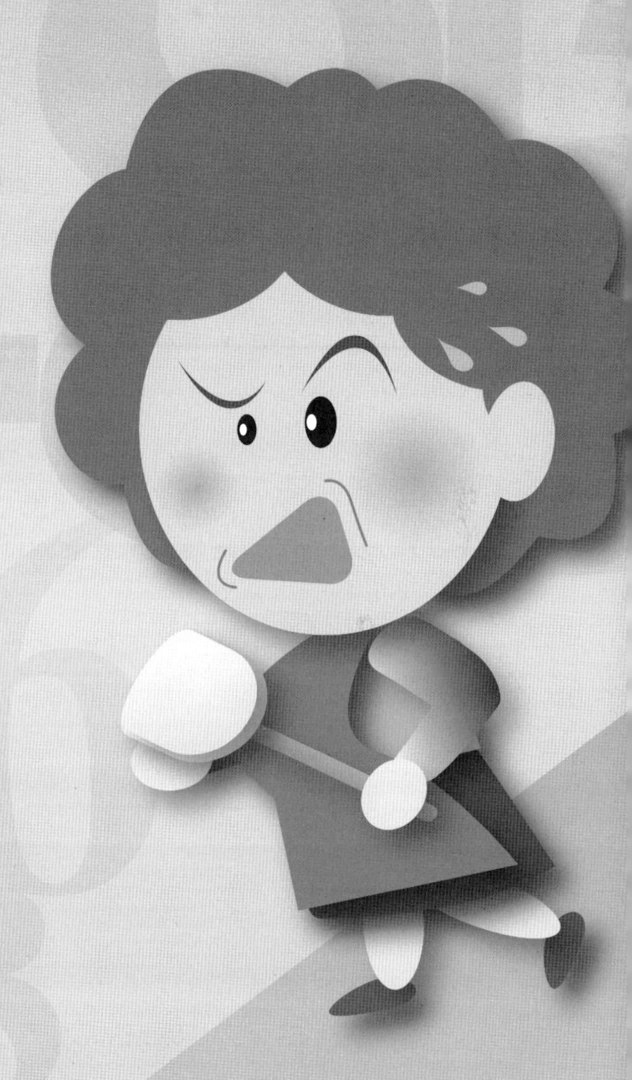

身體開始感到不太對勁，胸口常沒來由地一股躁熱，直往臉上衝，晚上睡覺也出現全身盜汗現象，連規則無比的經期，都變得紊亂……

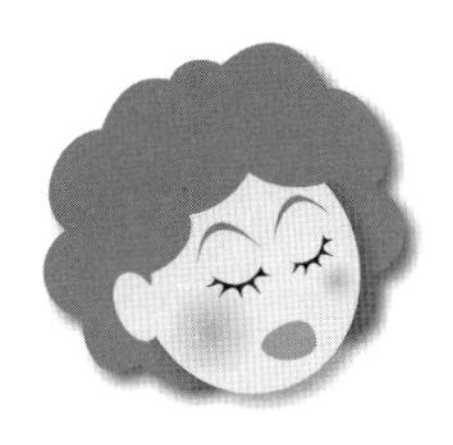

2-1【青春期篇】媽，我那裡流血了！

曾經有位媽媽帶著臉色慘白的女兒前來求診，一問之下，才知道這位少女的月經已經持續來1個月，整個人呈現貧血狀態，醫師心裡納悶：怎麼會拖這麼久才來看診？

青春期或更年期的生理變化，常叫人不知所措。雖然許多症狀屬於自然發展的必經過程，但也有不少人深受「先天內分泌失調」或「染色體異常引起的失常」所苦。

為什麼長不高？

怎麼長更高，親子皆非常在意，現代人因營養充足、發育得早，普遍也長得高，天主教耕莘醫院中醫科主任陳宇輝門診中，有很多青少年希望自己能長得更高，但長不高是為什麼？他提出3點可能因素：1.病理性的「性早熟」，如女生因月經來得太早，在雌激素作用下，軟骨還沒長成就提早密合，造成生長速度變慢而長不高；

2.沒有適度運動及補充鈣質，導致「營養不足」而長不高，甚至提早出現骨質疏鬆症；3.因減肥過度導致的「厭食症」，使體內環境不佳，生殖系統自動關閉，影響身體成長。

骨骼增長是身體抽高的重要因素，青春期前後骨骼量生長旺盛，35歲到達頂點，更年期後每年平均以1%的量流失，身體機能漸漸走下坡。另外，青少年骨密度的高低，跟遺傳、運動和鈣的攝取量都有直接關係，尤其是女性到更年期，停經後骨質每年大量流失；男性則從50、60歲漸漸流失，一直到80歲為止。

此外，台大醫院檢驗醫學部主任蔡克嵩說明，「子女身高雖由遺傳決定，卻也可能長得比父母高大。」他提出一份針對同卵雙胞胎所做的研究，其中一人刻意補充鈣質，長大後兩人身高相差很多，證明補充鈣質確實可增長高度。「透過均衡營養與運動刺激生長激素及副甲狀腺素，同樣可增加骨骼量，讓身體長高，」他說，從食物攝取的天然鈣質，效果比鈣片好。

中藥材中也有所謂的「轉骨藥方」，陳宇輝提醒，轉骨藥方雖有其療效，但並非適用於每個人，男生在變聲、女生在初經後才能服用，否則有性早熟之虞，不但長不高，連生命週期也跟著提前，使壽命縮短。

身高不足，別急著打生長激素！

發育期的青少年若想長高，理論上可利用性腺荷爾蒙治療，讓身高長到理想高度。一般而言，成長期內，一年能長高3公分都算正常，無須特別治療，否則就要到小兒科檢查體內是否缺乏某種內分泌，以藥物補充甲狀腺素及生長激素，讓生長繼續。

性腺荷爾蒙通常用於治療男性染色體異常、隱睪症等疾病；女性則主要治療長太快、太高，或月經不正常等症狀。父母若擔心小孩因早熟而長不高，可利用長效腦下垂體藥物（GnRH）刺激性腺釋放荷爾蒙，延長身體成熟期。

蔡克嵩提醒，在補充荷爾蒙前，應先讓醫師抽血，檢驗病人真正缺乏原因，「確定病人腦下垂體損壞、性腺無法運作，或已發育完成才能使用。」

他提及，「雖然荷爾蒙可以刺激生長，但使用過量也會傷身。」許多女性服用荷爾蒙藥物，使皮膚重現光澤，但可能也因此讓脂肪堆積於皮下，導致發胖。

目前許多新療程正在發展，有人提出施打生長激素，使肌肉增加、脂肪變少、骨骼變好，對於血脂、血管都將有所幫助。或許未來在成年人健檢裡，就能看到這個項目。

卸除皮膚上的違章「痘痘」

除了身高，許多青少年也煩惱不停生長的痘痘問題，國泰醫院皮膚科主任胡淑玲表示，想拆卸皮膚上的違章建築，「清潔、滋潤、美白」是最重要的保養步驟，任何年齡都一樣，只是保養重點不同罷了。

像青春期保養重點在防晒、清潔，防晒年齡更應降低，從小把皮膚保養好，年紀大後才不致老化太嚴重。做好防晒、勤擦保養品，斑斑點點也能獲得改善；細紋方面，只要油性皮膚做好保濕，乾性皮膚注重滋潤，加上白天防晒、晚上美白，就能有水噹噹的皮膚。

至於青春期惱人的粉刺問題，她建議，可塗A酸或抗生素藥膏；紅腫則抹消炎藥；色素沉澱時，敷以清除色素的藥劑；嚴重者，加上口服藥劑，雙管齊下。「這些藥劑最好經醫師指示使用，藥房賣的抗痘藥多水楊酸及各種果酸成分，自行買藥需注意使用說明，」她提醒。

想擁有水噹噹的皮膚，也能從保養品上下功夫，有些保養品摻有低劑量的水楊酸或其他果酸成分，先買試用包測試是否適合自己使用，幾天後若無不良反應就可繼續使用，千萬不要求好心切，用太勤、太多，或太用力搓揉皮膚，痘痘也不能摳、擠，導致蜂窩性組織炎或腫得更大，反而破壞膚質、惡化病情。

月經常「遲到」 小心荷爾蒙失調

對女孩而言，青春期最明顯的變化就是「初經」來臨，從這時候開始，女孩每月多了一位定期來訪的「好朋友」。雖然名為「好朋友」，脾氣卻不見得都「很好」，有不少女生常為這位「好朋友」，身心感到困擾不已。

李木生婦產科診所副院長林育弘表示，青春期女孩常見的生理困擾包括有：月經週期失調、月經過量、時間過長、痛經、陰道分泌物過多或發生感染等。

一般來說，正常的月經週期約21～35天。對青春期女孩而言，剛來月經時，由於腦部與卵巢間荷爾蒙溝通不良、協調性不足，常導致月經週期不太正常，但至少每2個月要來一次月經，才能讓血液循環順利、荷爾蒙分泌正常；所以媽媽們若發現女兒月經超過2個月沒來、嚴重遲到時，最好帶孩子前往婦科門診「調經」，幫助月經週期回復正常。

調經方法可分為吃藥和打針兩種，正常來說，服藥後，月經會在7～10天內來，打針則是1星期內。他提醒，無論採取何種催經方式，超過這段時間，仍不見「好朋友」來訪時，就得趕緊諮詢婦產科醫師，可能是因孩子荷爾蒙嚴重失調，或不小心懷孕而不自知。

經期持續1個月 女兒臉色慘白

週期失調外，「月經過量、時間過長」，也是許多青春期女孩常出現的情況，不少女孩遇到「好朋友」來訪，便陷入不敢「輕舉妄動」，或隔沒多久就要換衛生棉、以免漏出來的窘況，讓她們困擾不已。

林育弘指出，當月經過量或時間過長時，不只是種困擾，也容易讓女性因出血過多，導致貧血。曾經有位媽媽帶著臉色慘白的女兒求診，一問之下，才知道這位少女的月經持續來了1個月，整個人呈現貧血狀態，他心裡納悶：怎麼會拖這麼久才來看診？

通常月經的正常數量約60～80CC；正常天數約5～7天，當超過正常範圍時，最好前往醫院看診、找出箇中原因，瞭解是因荷爾蒙失調，或體內長腫瘤所致。

讓女生哇哇叫的「經痛」

「經痛」也是讓許多女生每月痛得哇哇叫的青春期困擾，不少女性朋友多年為經痛所苦，只要月經一來就開始痛，有些女生甚至痛到在地上打滾。對此林育弘建議，若經痛的症狀不嚴重，可採取熱敷與冷敷的物理治療，舒緩不適感。

在一次生理期當中，都有自然量多的高峰期，在量多高峰期前發生經痛者，可先熱敷；反之，在量多高峰期後發生經痛者，則不排斥稍用冰敷，但缺點是經血排出較為滯泥，可能使生理期延長。

冷熱敷的方法很簡單，熱敷可利用冬天販售的「暖暖包」；冷敷則用冰飲料，放在腹部上即可，每20分鐘拿離腹部，休息10分鐘。痛到真的很不舒服或影響生活作息時，就得求助醫生，瞭解是因子宮內膜異位症，還是其他疾病所致。

另外，像「分泌物過多或感染」，是指陰道分泌過多白帶或已出現感染情況，林育弘說明，正常的白帶是透明無味，若少女發現白帶量增多、變色，或感到陰部搔癢時，表示可能有細菌感染，須趕緊求助婦科醫師，進行藥物治療。

如何解決惱人的「月經」？

青春期或更年期都會面臨經期紊亂的問題，除西醫治療，也有很多人尋求中醫門診。中醫認為，經期紊亂是生活飲食不正常，「腎」出問題所致。所謂「腎」，指的就是內分泌，中醫說的「腎氣不足」，就是西醫稱的「內分泌失調」，通常可用補腎藥解決。

調養時，搭配月經週期，依照不同時期的生理狀況進行。月經後期（月經結束後）大量血液流失，以滋腎陰為主；排卵期，則滋腎陰與助陽藥雙管齊下；排卵後期（正在排卵）同樣要陰陽雙補；等到黃體期（月經來之前），身體處於高溫期，就用助陽藥調理身體。

青少年常吃冰品或寒性食物，影響氣血循環，加上先天體質不佳，便容易產生經痛問題。「補腎陽能讓經期順暢，容易經痛或月經不順的女性，也可服用陰陽雙補加活血藥材解決，」陳宇輝補充。

相較於青春期，更年期前的補腎之道，如丹梔消遙散、加味消遙散，都是肝鬱、脾虛用藥，有退火作用，「以中藥搭配個人月經週期調經，也可延緩更年期到來。」

青少男須注意的泌尿科疾病

對青春期男孩來說，雖沒有女孩的月經困擾，也須特別注意相關的泌尿科疾病。書田診所泌尿科主任醫師洪峻澤表示，青春期男孩常見的生理疾病包括：包皮過長、精索靜脈曲張、陰莖彎曲等。

1.包皮過長

「包皮」是包覆男生陰莖龜頭部位的皮膚，具保護龜頭的功能，不少男生因包皮過長、無法順利翻起，甚至影響排尿功能，需進行割包皮手術。

2.精索靜脈曲張

「精索靜脈曲張」是年輕男性常見的泌尿科疾病，據統計，10歲男孩中約占5%、成年男性則有15%的人出現此困擾，造成疼痛外，也是導致男性不孕症的主因之一。

罹患精索靜脈曲張的男孩，洪峻澤提醒，須留心陰囊疼痛的症狀外，更要注意是否有睪丸發育遲緩，使兩邊睪丸大小不一現象，若不經手術治療，可能造成往後精蟲數減少與活動力不佳情況，影響生育。他建議，若家長發現進入青春期的兒子，出現兩邊睪丸大小不一時，就得趕緊前往泌尿科門診就醫。

3.陰莖彎曲

「陰莖彎曲」也是青春期男孩易發生的生理疾病，醫學上稱「陰莖海綿體白膜異常」。洪峻澤談及，陰莖勃起，主要借助內部的海綿體充血，白膜就是陰莖內部中一層具有彈性的堅韌組織，能承受勃起時所帶來的壓力。由於青少年進入青春期後，陰莖也會跟著身體快速發育，一旦內部的棒狀白膜發育速度不均勻，就會出現「陰莖彎曲」，需前往泌尿科門診進行檢查。

還有一項容易忽略的生理疾病，就是好發於青春期的「睪丸扭轉」。洪峻澤表示，雖然罹患率不高，約不到1/1000，但若沒有立即就醫，把握黃金治療時機，將可能導致睪丸壞死，所以，孩子如果突然有陰囊疼痛現象，家長就要提高警覺、趕緊就醫。

除了上述生理困擾，台北榮民總醫院婦產科生殖內分泌科主治醫師楊再興指出，對青春期孩子來說，還要注意兩代間可能出現的遺傳性疾病，如高血壓、糖尿病、自體免疫性疾病、海洋性貧血、骨質疏鬆症等，他建議，當媽媽或家族中有人罹患這些疾病，不只大人本身要多注意，對青春期孩子也要特別留心，才能避免「代代相傳」的境遇。

（採訪整理／羅智華、楊錦治）

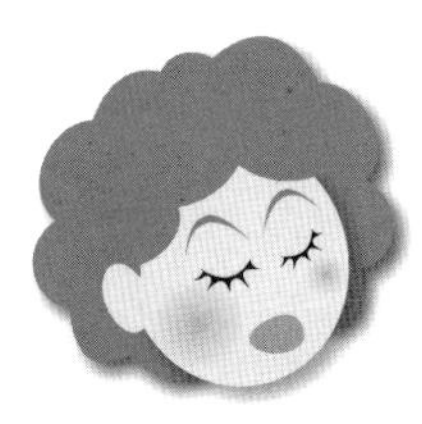

2-2【更年期篇】卵巢不見了！

都是更年期，為什麼有些人一點症狀也沒有，我卻老覺得身體不舒服？

年近50歲的家庭主婦林太太，平日注重美容保養，歲月並沒有在她臉上留下太多痕跡，整個人乍看之下只有40出頭，健康情況也一直很不錯。

然而，這陣子她開始感到身體有些不太對勁，胸口常沒來由地一股躁熱，直往臉上衝，晚上睡覺也出現全身盜汗現象；起初她不以為意，隨著次數愈來愈多，林太太擔憂身體是否出了狀況，為找出答案，她決定上醫院查個究竟。

看診後，醫生告訴她，這是步入更年期的常見症狀，不是患了不治之症。醫生的回答讓她鬆了口氣，但仍忍不住納悶，為何同樣步入更年期，住在隔壁的王媽媽，好像沒什麼症狀，即使已到60歲的知命之年，依舊每天活力十足……

更年期症狀「因人而異」

「醫生，一樣都是更年期，為什麼有些人一點症狀也沒有，我卻老覺得身體不舒服？」李木生婦產科診所副院長林育弘說，不少婦女上門看診時，常會提出相同的疑問，口氣裡透露著不明所以的疑惑。

他解釋，並非每個更年期婦女都會出現更年期症狀，國內統計，大約只有1/3的更年期婦女會出現明顯症狀，其症狀明不明顯、嚴不嚴重，都不盡相同。

也有許多女性常詢問自己幾歲會步入更年期，答案同樣是「因人而異」。他指出，不少女性誤以為初經來得早，更年期也會來得較早。事實上，一個人步入更年期的年齡與「遺傳」有關，因此，想瞭解自己約幾歲會更年期，不妨先回家問媽媽更年期什麼時候來。

遺傳外，還有其他因素影響更年期的早晚，例如：體重過重會比體重正常的女性，較晚步入更年期；有抽菸習慣則比不抽菸的女性，較早步入更年期。

醫學上定義，40歲後進入更年期都算正常，而35歲前出現的更年期，稱為「早發性更年期」，另外還有一種非生理性的「手術後更年期」，指的是透過手術拿掉女性體內的兩顆卵巢，無論是哪一年齡層的女性，都會立即出現更年期症狀。

更年期的8大症狀

「更年期症候群」發生的時間早晚，與個人卵巢功能消失時間有關，從30到50多歲都有可能發生，平均停經年齡在45～55歲之間，因個人體質（遺傳）而異。

更年期症狀可分為早期症狀及晚期症狀；早期症狀包括熱潮紅、盜汗、心理及行為的改變。晚期症狀與更年期後女性荷爾蒙缺乏有關，包括骨質疏鬆症、心血管疾病、老年失智症、皮膚老化及泌尿生殖系統問題。

1.熱潮紅

這是更年期婦女最常見的症狀，台北榮民總醫院生殖內分泌科主治醫師楊再興指出，婦女會感覺身體有股躁熱感，從胸口往頸部、臉部延伸，皮膚開始泛紅，因而稱為「熱潮紅」，約有18～20％的女性出現此症狀，相較於歐美女性的85％，台灣婦女比例仍不算高。

2.盜汗與心悸

常伴隨熱潮紅一起發生，盜汗主要是因血管擴張、體溫發散，有些婦女會在半夜發生，影響睡眠品質，容易失眠、睡不好，感到心煩氣躁。也有部分女性會頭腦昏沉、容易有疲倦感。

3.心理及行為的改變

失眠、情緒不穩定、焦躁不安、憂鬱、容易動怒等。

4.骨質疏鬆症

這是更年期婦女最大的健康障礙，一般在停經後3～5年內出現骨折問題。停經後的婦女，因女性荷爾蒙缺乏，每年骨質流失高達2～3%，因骨質大量流失，使婦女容易罹患骨質疏鬆症。據統計，50歲女性以腕骨骨折最多，60歲是脊椎壓迫性骨折，70歲則是股骨骨折。

5.心血管疾病

由於女性荷爾蒙能改變血液中膽固醇濃度，對心臟血管系統有保護作用；但到更年期之後，因女性荷爾蒙分泌降低，造成低密度脂蛋白（壞的膽固醇）比例升高、高密度脂蛋白（好的膽固醇）比例降低，這些血脂比例的改變會惡化心臟血管疾病，造成血管硬化、冠狀動脈疾病增加，心肌梗塞及中風的機會也隨之增高。

6.失智症

女性荷爾蒙缺乏也可能使腦部功能萎縮、記憶力減退，研究報告顯示，沒有接受荷爾蒙補充療法的更年期婦女，發生阿茲海默症（約占失智症50～60%）的比率明顯高於接受荷爾蒙補充療法的婦女。所以服用女性荷爾蒙，在預防或治療婦女發生失智症方面都極為有效。

7.皮膚老化

主要是更年期後，女性荷爾蒙減少，導致皮膚缺乏荷爾蒙滋潤，容易乾燥，產生皺紋，以臉部皮膚最為明顯，若暴露在刺激環境如日晒下，更容易加速皮膚老化。

8.泌尿道問題

因更年期荷爾蒙缺乏，使尿道皮膚與生殖器官開始萎縮，加上骨盆肌肉鬆弛，造成頻尿、漏尿、尿失禁，因此常有婦女抱怨，有時只要肚子稍一用力，尿液就不小心漏出來，讓她們常不敢輕舉妄動，擔心自己隨時「憋不住」。陰道上皮和尿道上皮變薄、萎縮，也使身體抵抗力減弱，可能有陰道或尿道發炎等病症；另外，由於分泌物減少及陰道上皮組織變薄，所以陰道乾澀，導致性交疼痛，夫妻感情也因而亮起紅燈。

以下篇章即針對更年期該做哪些健康檢查（2-3，33頁）？及媽媽們更年期晚期的5大症狀：骨質疏鬆症（2-4，47頁）、心血管疾病（2-5，56頁）、失智症（2-6，61頁）、皮膚老化（2-7，67頁）、泌尿道問題（2-8，76頁）、性功能障礙（2-9，83頁），從預防到治療、改善一一說明，此外，婦女該不該用荷爾蒙療法（2-10，86頁）也有詳細介紹！

（採訪整理／羅智華）

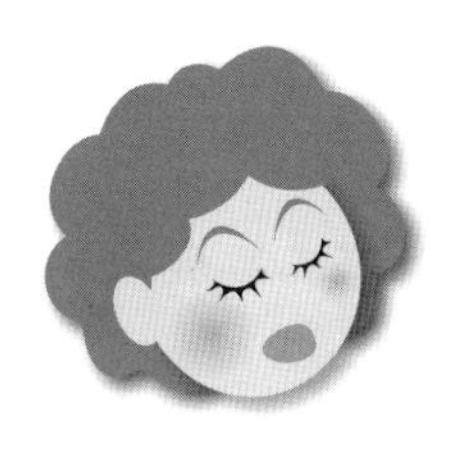

2-3【更年期篇】為自己設計專屬健檢套餐

女人更年期後，昔日的美麗及健康，也會隨著女性荷爾蒙的減少而凋零。深陷更年期風暴中的妳，該如何挽救自己？

我國婦女平均停經年齡約49.8歲，近1/3長的人生在無月經中度過。更年期後，許多疾病的發生率都大為上升，如子宮頸癌、乳癌、卵巢癌、骨質疏鬆症，若過於疏忽，也可能有致命危機。

此外，女性荷爾蒙能改變血液中膽固醇濃度，對心血管系統具保護作用，更年期後因女性荷爾蒙分泌降低，使低密度脂蛋白濃度上升，造成脂肪堆積在人體血管壁，一不小心，動脈硬化、心血管及腦中風疾病都會找上門。其他因年紀增長導致的器官退化，像聽力損失、白內障、退化性關節炎、性功能降低等，雖無致命危險，但會降低生活品質，缺乏適當的保健之道，這段漫長歲月將會是「黑白」的。

為什麼要做健康檢查？

國民健康局統計，我國15歲以上的民眾，35.3%在過去1年內曾做過健康檢查，且該比例與年齡成正比。換句話說，年齡愈大的人，愈在乎預防保健之道，以60～69歲的年齡層為例，近一半的人曾在過去1年接受健康檢查。

站在醫師的角度，健康檢查的人數雖然增加，仍不足以形成風氣。中央健康保險局早在民國85年便推出「成人預防保健服務」，凡40歲以上、未滿65歲的民眾，每3年可接受一次免費的成人健檢；65歲以上的民眾，則每年可接受一次免費的成人健檢，且全年提供。

一般人也許會到大醫院掛號看病，專程前往做健康檢查的人卻不多，但健檢與我們的關係非常密切。台北醫學大學附設醫院家醫科醫師王森德解釋，從我們呱呱墜地那一刻起，健檢即扮演預防醫學的重責大任，例如：新生兒或幼兒施打各種疾病的預防針。

成年後，健康反倒被忽略

19～39歲是人生的顛峰時期，無論在健康、感情或事業上都正處於最佳狀態，由於不易生病，我們常會輕忽健康問題；人體大部分的器官在此時也發展至最理想狀態，但也預備好「衰退」，這時若能做好預防保健的功課，對中老年後的身體狀況，絕對有意想不到的好處。

40歲後，人體的器官及機能便開始走下坡，此時期同樣延續壯年期的健康檢查，但檢查時間必須較為密集，心臟血管疾病、腦血管疾病、骨質疏鬆症、各種癌症等危險因子及無症狀前期的預防，都應列為檢查重點。至於65歲的老年階段，至少應規劃1年一次的預防保健檢查，並注意心智能力的變化。

有燒香不一定有保佑

現代人愈來愈渴望長壽及優質的健康，王森德指出，健康檢查強調的是「預防重於治療」，在疾病尚未形成、體內存有危險因子的階段就加以處理，才是預防保健的最佳良機。

健檢若只是完成檢查流程，對健康不會有任何幫助，而健檢項目也不是愈多或愈貴愈好。

王森德強調，做健檢前，應與家庭醫師或專科醫師多溝通，選擇最有效率、最省費用，又適合自己的健康檢查。有些人健檢只為求心安，以為「有燒香有保佑」，一旦得知健康無大礙後，就將健檢結果丟一旁，便失去健檢的意義了。

健檢的兩大項目：慢性疾病、癌症

事實上，健檢的目的是為了降低死亡率、延長壽命，及早處置隱藏在人體內尚未發展成疾病的病理變化。王森德將40歲以上成年人的健康檢查大致分為兩類：一是包括心血管疾病、高血壓、糖尿病等慢性疾病，男性超過45歲以上，女性超過55歲，均應接受相關檢查，除了有家族史外，本身具有抽菸習慣或不愛活動的特質，都需特別注意；其次是各類癌症，家族中有罹患相關癌症的人，即屬於高危險群，尤其須提高對健康檢查的意識。

1.慢性疾病的檢測

慢性疾病已經成為已開發國家民眾的主要死因，我國十大死因中，惡性腫瘤、腦血管疾病、心臟疾病、糖尿病、慢性肝病及肝硬化、腎臟疾病、高血壓疾病等項，均為慢性疾病。其最有效的防治方法是避免暴露在致病因子下，早期發現、早期治療的預防保健非常重要。

檢查方式分為血液、尿液、生化三大類，詳細內容則依檢查的目的與費用有所區別；媽媽們可先從研究這些檢查的意義，做足功課，待檢查報告出來後，進行初步解讀，也能幫助我們進一步請教醫師。

■血液檢查

血液檢查包括血紅素、紅血球、白血球、血小板的數量計算，及出血、凝固時間等。

「紅血球」是由骨髓製造，主要功能為運送氧氣到身體各部位，當紅血球數目不足或大小不一時，會降低血液送氧能力，產生不同程度的貧血，故由紅血球的數目，可判斷受檢者是否「貧血」。貧血會造成組織缺氧，患者出現臉部蒼白、嗜睡等症狀，而慢性貧血則有體力減弱、疲勞、頭痛、厭食、胃灼熱、心悸、呼吸困難、踝部水腫、免疫力降低造成傷口發炎等。

「白血球」可提供身體強力的抵禦機轉，對抗腫瘤、細菌、病毒、寄生蟲感染，其增減都可能暗示著身體正遭受細菌感染，或隱藏白血病、惡性腫瘤末期等疾病。

■尿液檢查

驗尿是觀察尿量、尿色、尿糖、尿蛋白，或是否有血尿情況，例如：糖尿病患者因胰島素缺乏，造成血糖增加，相對地增加尿糖。

「尿蛋白」主要是檢查尿液中是否含有蛋白質成分，因正常人的尿液中通常不含蛋白質，以定量分析尿中蛋白質的含量約為20～80mg/day，若檢查出有嚴重的尿蛋白時，則可能罹患了腎臟病。

■生化檢查

生化檢查項目最為複雜，主要檢測有血液PH值、血糖、血清蛋白、尿酸、脂肪酸、三酸甘油脂、總膽固醇、胰島素等項目，及檢測肝功能、腎功能。

「血糖」增加可見於糖尿病、慢性胰臟炎、甲狀腺機能亢進、肝臟疾病。而「血清」中的尿酸濃度，則是評估病人是否為痛風患者的危險群。

「尿酸」濃度過高，顯示尿酸於體內總量增加，並沈積在血管壁、腎臟或心臟等器官，導致這些器官損害或形成動脈硬化現象，如痛風，其症狀為腳趾突然發生紅、腫、熱和激烈疼痛，嚴重者痛到無法走路和穿鞋。

至於「三酸甘油脂」或「膽固醇」均為動脈硬化的危險因子，若過量堆積於血管壁中，將導致動脈硬化，引發動脈血管疾病，或稱高脂血症。

2.癌症的檢測

目前檢測癌症的方法，主要是用放射照相及血液檢查癌標記為主。然而，不是所有癌症都能篩檢出來，必須具備有效的篩檢工具。但如何定義「有效」？王森德解釋，「各種癌症的進展速度不一，會影響篩檢的效率。」像子宮頸癌進展速度緩慢，前後也許長達10幾年才形成癌症，每隔1～3年篩檢能及早發現異狀，這就是為什麼醫師向來鼓勵婦女做子宮頸抹片檢查的原因。

而肝癌的進展快速，最壞情況是癌細胞在3個月內加倍生長，每隔1年篩檢也來不及捕捉它的變化。所以可先就各種癌症的致病因子評估，再決定是否進行篩檢。

■子宮頸抹片檢查

台灣婦女自30歲後，子宮頸癌的發生率即快速上升，主要病患年齡為50～70歲，其中35歲和55歲是罹患子宮頸癌的高峰期，但近年因性觀念開放，罹患子宮頸癌病患的年齡也有逐漸下降的趨勢。

子宮頸癌是目前唯一可預先檢查及有效治療痊癒的癌症，如果早期發現、早期治療，治癒率高達95％以上，全民健保開辦後，特別將婦女子宮頸抹片檢查，列為預防保健的給付項目，標榜著「6分鐘、護一生」的簡單快速檢查服務，以提供婦女更周全的健康照護服務。

子宮頸抹片檢查的方式是，醫師以子宮頸刷子輕輕刮取婦女子宮頸上剝落的細胞，經染色後，透過顯微鏡找出可疑性的癌細胞，非常簡單、方便。

馬偕醫院婦產科醫師黃閔照指出，子宮頸抹片檢查的正確率約六至七成，為避免檢查不出初期病變，凡有「性經驗女性」每年都應接受子宮頸抹片檢查；早婚、生育子女多、性生活頻繁或子宮頸曾受病毒感染者，均為子宮頸癌的高危險群。根據國民健康局針對30歲以上的女性調查，曾在3年內做過子宮頸抹片檢查的比例約五成，較過去增加許多，但與歐美國家的八、九成相比，國內在子宮頸癌的預防上還有一段漫長的路要走。

■乳房檢查

乳房檢查是婦女自我檢查最簡易的乳癌篩檢，檢查最佳時機是受荷爾蒙影響最小的月經過後。但自行檢查或給專業醫護人員觸診，難免有遺漏或失誤的地方，最好的方法是定期接受乳房X光攝影或超音波檢查。

黃閔照表示，乳房X光攝影能照出乳房癌前變化的鈣化點，醫師據此進一步診斷是良性或惡性腫瘤，其效果受國際肯定。美國癌症醫學會便建議，35～40歲的婦女，應照一次乳房X光檢查；40～50歲，每2年檢查一次；50歲以後則每年照一次。

另外，乳癌篩檢方式因民族性的體質差異而不同，國內婦女乳房的脂肪較少，緻密度高，X光攝影較難穿透；醫師多半根據婦女體質，建議採用哪種檢查方式。

■超音波掃描

有些專家建議，婦女應定期為卵巢及子宮照超音波，黃閔照則認為，卵巢癌的病徵並不明顯，超音波很難照出確實結果，有時雖能照出囊腫，卻不一定有礙健康，因功能性囊腫會在月經後自動消失。但超音波掃描仍可提供其他有用的訊息，供臨床醫師判斷。

以子宮內膜增生或子宮內膜癌為例，九成以上是因不正常出血。像停經後，媽媽們若陰道出現不正常出血，無論有無接受荷爾蒙補充療法，都須經超音波掃描，作為進一步施行子宮內膜搔刮手術檢查的考量。

3.其他癌症篩檢

目前「卵巢癌」是以腫瘤標記125（CA-125）作篩檢，當數值高於正常值時，表示有卵巢腫瘤的可能，須接受進一步檢查。不過，黃閔照表示，「腫瘤標記是參考值，不是絕對值」，即使篩檢結果有異狀也無須太驚慌，其他因素也會影響腫瘤指數的高低。有些人根據篩檢結果而到處求醫，反而造成不必要的困擾，在臨床上CA-125主要用於卵巢癌患者治療後的追蹤。

篩檢「肝癌」的胎兒蛋白（α-FP）亦是如此。約七、八成肝癌患者會有α-FP升高的現象，但在很多情形下，如肝硬化、急慢性肝炎，或其他癌症，α-FP也會偏高；若要篩檢肝癌，最好搭配腹部超音波的檢查或其他臨床症狀，比較確實。

另外，癌胚抗原（CEA）雖是和大腸癌有關的腫瘤標記，也不建議用於早期的大腸癌篩檢，主要是患者治療後追蹤之用。因為這項檢查會在很多情形下出現偏高數值，如抽菸、慢性肺部疾病、酒精性肝硬化、發炎性腸疾病；其他癌症，如大腸癌、肝癌、乳癌、胰臟癌、胃癌、前列腺癌、白血病等。因此，當發現CEA升高時，仍須進一步檢查確認。

（採訪整理／賴至巧）

哪些人是高危險群？

疾病	高危險群
心血管疾病	1. 年齡 2. 家族血親中有人罹患心臟疾病 3. 抽菸、喝酒
糖尿病	1. 年齡 2. 家族史 3. 肥胖 4. 飲食熱量過高，又不運動
子宮頸癌	1. 性經驗年齡過早 2. 性伴侶多 3. 人類乳突病毒（HPV）陽性 4. 抹片檢查曾有異常
乳癌	1. 年齡 2. 家族史：如母親或姐妹有乳癌病史 3. 乳房組織切片曾發現有早期癌變化 4. 肥胖
肝癌	1. 肝硬化／慢性肝炎 2. 家族中有二人以上獲得肝癌 3. B型肝炎帶原者
大腸直腸癌	1. 結腸、直腸息肉 2. 慢性發炎性腸道疾病 3. 家族史 4. 腸癌手術後

健檢套餐如何選？須花多少錢？

坊間的健檢中心林立，不論是價格或內容都另人眼花撩亂，該如何挑選適合自己的健康檢查？一般而言，最理想的健康檢查項目應由家庭醫師建議，因為家庭醫師瞭解其家族史、生活習慣及過去疾病史，能挑選出實在又適當的健檢套餐。

但國內家庭醫師制度不發達，台北醫學大學附設醫院家醫科醫師王森德建議民眾應「自立自強」，多找點資料，或參考一般醫院所設計的健檢套餐。選擇健檢前，首先瞭解基本檢查項目，以目前健保補助的成人健檢來說，項目限於一般血液、尿液常規檢查，及身高、體重、血壓、聽力、視力、口腔及營養諮詢等理學檢查。至於成本較高的項目，如腫瘤標記檢驗等，有些目前也合併於健康檢查中，但癌症標記至今仍有偽陽性、偽陰性等問題，且所費不貲，均需自費。

基本項目外，應額外增加那些項目？可從生活習慣、家族病史、時間長短、預算多寡來決定。若檢查時間不允許太長，可選擇包括抽血、驗尿、糞便檢查和X光，加上乳房或腹部等超音波檢查，約需半天時間，也不會有任何不適感。

這樣的檢查適合忙碌的現代人，簡單、方便又省時，經濟負擔也較低，且可檢驗出的項目也不少，進入更年期的常見疾病，高血壓、糖尿病、高脂血症、貧血等，都能藉此檢查找出問題。

健康檢查約1天內可完成，2天期的檢查除了須在醫院住1天，避免長途民眾奔波之苦外，增加的項目多半也有限。

至於哪些健檢套餐可供民眾選擇？根據檢查時間、費用與功能，大致分為3大類型：一是全身性的檢查，項目多達60餘種，有些醫院甚至推出上萬元的「貴族級」檢查，不僅從頭到腳、由裡到外全檢查一遍，同時安排專科醫師分析及後續追蹤。

其次是「經濟型」檢查，符合多數民眾的需求；考量到民眾的經濟情況和健檢的舒適度，醫院會選擇部分重要的項目檢測，若每年都進行定期健檢，第二種是最划算的方式；第三則是「功能性」檢查，針對不同年齡、性別、身體部位、高危險群進行檢查，例如：有醫院推出「精緻婦癌型」的健檢套餐，目標便是鎖定更年期婦女，主要篩檢乳癌及子宮頸癌兩項婦女常見的癌症。

有關費用方面，檢驗項目愈多，方法愈精密，費用自然也愈高。因各家醫院競爭激烈，同樣的檢查項目和方法，費用也有所差別。至於根據自己的年齡與狀況，該選擇哪些基本項目或精密的檢查，醫院大略有一致的選項。且每家醫院關於檢查所需的時間，檢查前須注意的事項、準備及各種特殊檢查，都有詳細說明，對自己的健康「貨比三家」，是絕對不會吃虧的。

子宮內膜癌

隨著年齡增加，李木生婦產科診所副院長林育弘表示，更年期婦女須特別留意「癌症」的發生，像子宮頸癌、子宮內膜癌、卵巢癌等。若以好發年齡來說，國內統計，「子宮頸癌」主要好發於45歲以上的中年婦女；「子宮內膜癌」好發於55歲以上；「卵巢癌」則好發於60歲以上的婦女。

年齡外，生活中還有些「危險因子」會提高這些癌症的發生率，以子宮頸癌為例，危險因子包括有：性伴侶不固定，尤其是超過4位以上、18歲以前發生初次性行為、老公有嫖妓、抽菸等行為。

其次，子宮內膜癌的高危險群則包括：體重過重、患有糖尿病或高血壓等。研究顯示，愈晚停經的婦女，罹患子宮內膜癌的機率也愈高。

至於卵巢癌，更是讓許多婦女聞之色變的癌症，主因是死亡率高達80%，加上初期症狀不明顯，發現時通常已進入第三期，治療難度相對提高。他提醒，更年期婦女若想避免為時已晚的遺憾，根本之道要從定期健康檢查做起，才能早期發現、早期治療。（採訪整理／羅智華）

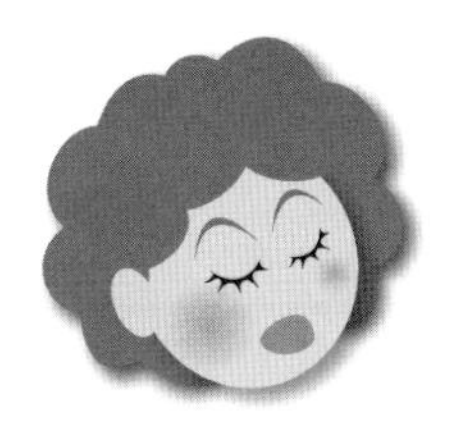

2-4【更年期毛病篇】如何擊退骨質疏鬆？

骨頭是人體堅硬的組織，但當體內的鈣質不足時，骨本銀行會一直透支，空洞的骨架禁不起外力碰撞，身體像不牢靠的海砂屋，現在就開始累積骨本銀行庫存，讓自己坐擁「績優骨」！

骨質疏鬆症狀較輕者會感到腰酸背痛，嚴重者則有骨折、駝背、關節或脊椎變形等情況。該注意的是，骨鬆一開始沒有徵兆，即使出現腰酸背痛，也常被媽媽們誤以為是做家事過度操勞所引起。

如何檢測？

DIY骨鬆風險評估

□ 1. 您的父母是否曾因輕微碰撞或跌倒而跌斷股骨（大腿骨）？

□ 2. 您本人是否曾因輕微碰撞或跌倒而跌斷骨頭？

□ 3. 您是否曾服用類固醇超過3個月？

□ 4. 您現在的年紀減掉體重是否超過或剛好等於20？

□ 5. 您的身高是否變矮超過3公分？

年輕時身高：________公分

現在的身高：________公分

□ 6. 您是否經常性地飲酒（超過安全飲酒範圍），或每天抽菸超過20支（約1包）？

□ 7. 您是否有甲狀腺素過高或副甲狀腺素過高情形？

□ 8. 您是否在45歲或以前已停經？

□ 9. 除了懷孕期間外，您是否曾停經超過12個月？

如果上述任何一個問題答案是「是」的話，便有罹患骨質疏鬆症的風險。建議就診時帶著這份評量表詢問醫師，決定是否進一步進行骨質密度檢查。

資料來源／國際骨質疏鬆症基金會

等到檢測出有骨鬆，通常已減少30～40％的骨質，屬於晚期現象，尤其是長期臥床或停經婦女更要特別注意。台北市立聯合醫院忠孝院區骨科主治醫師蕭國川提醒，發現自己靠近關節部位酸痛或腰酸背痛時，表示已有骨鬆，時間一久骨頭就會變形，這時，可前往骨科、家醫科、內分泌科掛門診，女性也可到婦產科看診。

現於桃園敏盛醫療體系放射診斷科醫師池永昌建議，35歲以後應做一次骨質檢測，停經及65歲以上女性也應各做一次檢測，以瞭解身體的變化。

骨質疏鬆檢測健保可以給付，不過有條件限制。根據健保局規定，屬於高危險群，如內分泌失調加速骨質流失、非創傷性骨折、50歲以上或停經後婦女都可由健保給付，不過間隔時間要1年以上，給付則以3次為限。另外，健保局去年增列65歲以上男性使用骨質疏鬆藥物，也可享有給付額。

吃出健康？

1.增鈣5大妙幫手

站在營養師的觀點，攝取高鈣食物外，在體內營造優質環境，促進鈣質吸收也很重要，台北長庚醫院營養治療科營養師許美雅舉出5種可促進鈣質吸收的營養素：

- **乳糖**：被腸道細菌分解發酵後變成乳酸，使腸道維持酸性的環境，增加鈣質吸收率。
- **維生素C**：酸性食物可促進胃酸分泌，此外，也有助於食物中的骨頭溶出鈣質，故烹調大骨湯時，可添加檸檬或醋，增加鈣質釋出。
- **維生素D**：促進鈣質在小腸的吸收、影響骨骼鈣化。

■ **蛋白質：**適量胺基酸可增加鈣質的吸收。

■ **鎂：**會刺激甲狀腺分泌降血鈣素（Calcitonin），將血中的鈣儲存在骨骼中，增加骨質密度。含鎂食物有綠葉蔬菜、海藻類、豆類、全穀類、種子、堅果類等。

在增進鈣吸收的祕訣中，許美雅表示，增加維生素D是最快速便捷的方法。除非是完全不晒太陽的人，不然不會有缺乏維生素D的問題。若真的缺乏，可詢問醫師或營養師，額外補充含維生素D的鈣片。

2.讓鈣流失的6大漏洞

為了遠離骨質疏鬆，每天喝牛奶、吃鈣片，仍要避免攝取妨礙鈣質吸收的因子，否則鈣質吸收不良，吃再多鈣，也會直接排出體外。以下提供6大易使鈣質流失的漏洞。

■ **過量的肉類：**許美雅指出，動物性肉品含飽和脂肪酸，會與體內的鈣質結合，無形中鈣質無法吸收，直接從尿液排出體外。

■ **含磷食品：**如可樂、汽水等碳酸飲料、洋芋片，或香腸、火腿等醃製品。台北市立聯合醫院中醫院區針傷科主治醫師陳朝宗解釋，這類食物所含的磷，會和鈣結合成磷酸鈣，也是讓鈣質留失原因之一。

■**膳食纖維：**膳食纖維也會和鈣結合，影響鈣質吸收。

■**草酸和植酸：**含草酸、植酸的食物，如莧菜、菠菜、竹筍等，會在消化道與鈣結合。

■**鐵：**鈣和鐵會互相排斥，就人體吸收鈣質而言，「一般奶粉」比「含鐵奶粉」效果好。許美雅提醒，「如果希望這一餐鈣質吸收良好，飯後不要吃鐵質含量高的水果，如葡萄、蘋果。」如果要補鐵，如煮豬肝，則不要和高鈣食物一起煮，以免效果互相抵銷。若一天當中鈣與鐵的食物都想攝取，陳朝宗則建議，這兩類食物間隔2小時後再吃，就不會產生互斥的問題。

■**不良飲食習慣：**吃太鹹、喝太多咖啡、茶或酒等。許美雅表示，攝取過多鈉和咖啡因，會增加鈣從尿液中流失的機會。而飲用過多酒精也會加速鈣質流失，降低骨骼合成作用。她特別提醒，速食麵中含有高鈉成分，避免貪圖方便而吃太多。

3.高鈣食物照過來！

鮮乳、保久乳、奶粉、乳酪、蛋黃、豆腐、臭豆腐、黑豆、豆鼓、黃豆、豆皮、豆腐乳、油豆腐、五香豆乾、小方豆乾、蝦、魚翅、文蛤、魚鬆、鹹海蟹、金鉤蝦、扁魚乾、小魚乾、蝦米、加鈣米、麥片、麥芽飲品、麥粉、燕麥粥、香菜、油菜、秋葵、蔥蒜、紫菜、九層塔、茴香、芥藍菜、髮菜、橄欖、木瓜糖、瓜子、杏仁果、黑糖、山粉圓、黑芝麻。

註：高鈣食物指每100公克食物，所含鈣質100毫克以上者。

資料提供／台北長庚醫院營養治療科營養師許美雅

簡易運動

若沒有足夠強壯的骨骼，就無法承受很大的力量。新光醫院復健科主任謝霖芬表示，骨質疏鬆患者可透過運動增加骨密度、體適能、靈活度及平衡感，避免發生跌倒引起骨折的機會，以下推薦五種運動。

1. **承重運動：**如走路、跳躍、踩腳踏車等，使下肢承受地心引力，或是用手推牆壁、拍球，使上肢承受力量。
2. **阻抗運動：**利用沙包、啞鈴，鍛鍊身體重要的肌肉，尤其是增強大腿前股四頭肌、腿後肌、臀大肌等下肢肌肉，或手臂的三頭肌、二頭肌等，譬如：將沙包放在踝關節處，然後做抬腿的阻抗運動，以增加肌肉力量。
3. **平衡與靈巧度訓練：**平衡感好，比較不會跌倒，而靈巧度佳，突然跌倒時，肌肉會馬上收縮，避免跌倒或具保護作用。

平時可藉由平衡板、舞蹈、太極拳、單腳站立等訓練。通常單腳站立，不光是訓練平衡，也是承重性運動。不過，做平衡運動時，要注意安全性，須安置足夠的防護設施。

4. **柔軟性運動：**骨質疏鬆者容易駝背，脊椎較僵硬，做些胸部伸展運動，可增加柔軟度，有助於改善姿勢。常駝背者可將身體往後仰，伸展胸部、腹部肌肉。若膝蓋伸不直，可能是腿後肌太緊，宜加強腿後肌拉筋訓練。其他還包括大腿前方、外側及臀部肌肉的拉筋運動等，也可避免跌倒。

5. **綜合性運動：**有氧運動是指身體大肌肉群，交替收縮的運動，如健行、游泳、騎腳踏車等，對改善心肺功能、肌肉力量、平衡感、整體敏捷、靈巧度及骨密度均有幫助。

謝霖芬建議，有氧運動一天做30分鐘較適合，若覺得累可分段，如分三次，每次10分鐘，最好天天做。若沒辦法則一星期3次，游泳、騎腳踏車皆可。而健行是最簡單、運動傷害的可能性也最少、不用花錢的運動。

醫師治療

目前為止沒有任何一種藥物能將骨質密度恢復到正常狀況，控制病情大多有一定的效果。治療骨鬆的藥物種類很多，荷爾蒙療法（HRT）、降鈣激素（Calcitonim）、雙磷酸鹽類（如Alendronate）、副甲狀腺素（如PTH 1-34）等都是。說明如下：

1.鈣片

「骨頭是鈣質組成的，當然需要維持鈣質平衡。」台北榮民總醫院骨科主治醫師蘇宇平說，通常醫生會建議骨質疏鬆症患者服用。鈣片有乳酸鈣、檸檬酸鈣、葡萄糖鈣等不同種類，都比磷酸鈣好吸收。

2.降鈣激素

醫師開立的降鈣激素鼻噴劑，可抑制破骨細胞滋生，是一種合成藥劑，對骨頭病變有減緩作用。

3.荷爾蒙療法

一般醫師都建議用荷爾蒙治療。治療前應該接受詳細的婦科檢查；治療後第一年做子宮頸內膜切片，察看細胞增長狀況。子宮沒有切除的停經婦女，可採雌激素和黃體素的荷爾蒙補充療法；子宮已摘除的更年期婦女，選擇雌激素荷爾蒙補充療法。

4.雙磷酸鹽（美國食品藥物管理局FDA核准的藥名叫

做Alendronate）

雙磷酸鹽會在骨頭上形成保護膜，抑制破骨細胞活性，使其「咬」不下骨頭，避免骨質流失。目前大型醫院已經實驗證實，每天吃一顆Alendronate，可增加骨密度，降低骨折發生的風險，減緩病患疼痛感，對脊椎和髖部骨折尤具成效。

因其藥性不容易被人體吸收，服用前必須空腹，通常醫生建議早上吃藥，30分鐘後再進食。

5.副甲狀腺素

過去治療骨質疏鬆症患者，只能抑制骨質流失，無法補回已失去的骨質，2004年初上市的副甲狀腺素（PTH 1-34）藥劑，採脈衝式施打人體，促進骨細胞活化，促使新骨骼大幅生成，增加骨骼密度。注射後，骨細胞數量和活動力增強，直接刺激骨頭生長、降低骨折率，即使嚴重骨質疏鬆症的男女都能使用，在台灣目前已納入健保給付。

（採訪整理／編輯部）

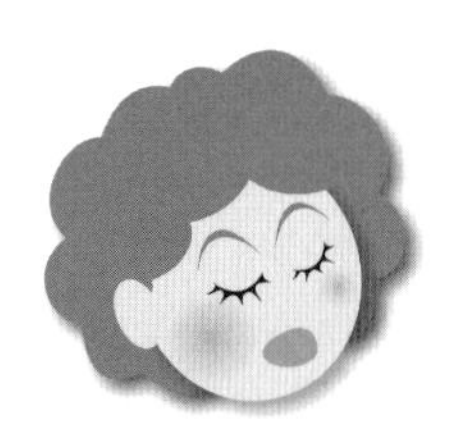

2-5【更年期毛病篇】預防心血管疾病來敲門

本篇教你如何檢測、預防心血管疾病？在飲食控制與運動又該怎麼做？讓疾病不上身！

更年期婦女停經後，還要注意高血壓、冠狀動脈心臟病等心血管疾病罹患率的增加。由於女性荷爾蒙有助於提高血管彈性、降低血壓，讓血管不易阻塞硬化，故更年期前的女性，罹患心臟病的機率比男性來得低。

但更年期後，罹患心臟病的機率會隨停經年齡而增加，每過5年，就會增加1倍罹患率，60歲後，女性罹患心臟病的機率便高於男性，影響生命健康，因此，更年期婦女不能不多加「小心」！

如何檢測？

可做有關「慢性疾病」的健康檢測，我國十大死因中，惡性腫瘤、腦血管疾病、心臟疾病、糖尿病、慢性肝病及肝硬化、腎臟疾病、高血壓疾病等項，均為慢性疾病。檢查方式分為血液、尿液、生化三大類。

「血液檢查」主要檢測是否有貧血現象，及對抗腫瘤、細菌、病毒、寄生蟲感染的白血球，其增減都可能暗示身體遭受細菌感染、有白血病，或已邁入惡性腫瘤末期。其次，「尿液檢查」可檢查糖尿病、腎臟病，或是否有血尿情況。「生化檢查」中的三酸甘油脂或膽固醇含量過高，均為動脈硬化的危險因子，若過量堆積於血管壁，將會導致動脈硬化，引起動脈血管疾病。

吃出健康

飲食方面，原則上講求清淡，建議慢慢減少鹽分和油分攝取，飲食均衡多樣。馬偕醫院台北院區營養課課長趙強表示，脂肪和護心最有關聯，除了瞭解吃哪些食物有益，也應避免有害食物，如咖啡。

1.深海魚

最有名的護心食物是鮭魚、鮪魚、秋刀魚和鯖魚等深海魚類，其魚油含有omega-3脂肪酸，包含EPA和DHA等長鏈多元不飽和脂肪酸。除了是構成腦膜脂質的主要成分，對於孕婦與幼兒也有健腦效果，還有多種抗發炎與降低心血管疾病的保健功效。不過，由於深海魚油中的多元不飽合脂肪酸容易被氧化，產生有害的過氧化物，因此食用時，須同時補充維生素E，才能中和自由基對身體的傷害。

分量上，趙強提醒，適量最重要，「一星期至少吃2～3次深海魚，如果主菜以魚肉為主，約60～70公克即可，吃多只會攝取過多熱量，變成脂肪」。烹調方式盡量水煮或蒸煮。

2.紅酒

許多人都知道紅酒可護心，其所含的多酚類、丹寧和植物性色素等抗氧化成分，可保護血液中的膽固醇不被氧化，但喝多卻會增加肝臟負擔，對脂肪代謝不利，趙強建議一天最多90CC，約一瓶養樂多的量。

3.紅麴

至於健康食品中的紅麴萃取物，確實有降低膽固醇效果。有些藥物停用後，會出現血膽固醇反彈或肝功能異常問題，紅麴萃取物沒有這些副作用，相對較為安全。

4.葉酸

葉酸是維他命B群的一種，對心血管有保護作用。趙強說明，葉酸可從天然蔬果中補充，特別是綠色葉菜含有豐富葉酸，吃天然食物的好處是綜合性的，如菠菜除了含有葉酸，還有纖維，可預防膽固醇增加，同時預防便祕。要注意的是，葉酸若過度烹調易流失，建議用少量油大火快炒，取代水煮或燙青菜，以保留葉酸。

5.黑巧克力

坊間流傳巧克力和咖啡也是護心食物，其實只有帶有苦味的純黑巧克力具有強力抗氧化成分，而咖啡含有咖啡因，並不建議食用。

趙強分析，魚油、紅麴萃取物和葉酸對心臟都有保健作用，但處理角度不同，深海魚油是針對脂肪酸的代謝；紅麴是針對肝臟對膽固醇的代謝；維生素B群，尤其是葉酸，則和能量處理系統有關，該怎麼吃，最好先和醫生商量。

簡易運動

運動也有助於提升心臟機能。振興醫院復健醫學部主任劉復康表示，由於身體每個部位的狀況都會影響運動進行，像關節攣縮、活動範圍受限、腿部肌肉萎縮無力或是神經功能障礙等患者，適合的運動各不相同，為了讓運動安全且有意義，心臟病高危險群或心臟病患者在運動訓練前，須經專業醫療人員評估，才可依醫師開立的運動處方執行。

至於一般健康的成年人，想提升心肺功能，可從事規律性的耐力運動，如跑步、游泳、騎腳踏車。這些耐力性運動主要是身體大群肌肉反覆節奏的運動，當肌肉群收縮時，需要的血流量會增加，心臟的負荷也會增加，反覆鍛鍊後，心臟功能將提升，心臟收縮會更有效率。

劉復康提醒心臟病患，做運動時有5件事情要特別注意：1.運動前熱身5～10分鐘，持續運動20～30分鐘，運動後的放鬆運動也要持續5～10分鐘；2.進食1小時後再開始運動，心情或情緒不穩、天氣太熱或太冷時不宜運動，較適當的時間是夏天的早上或黃昏，及冬天的午後；3.憋氣方式的運動，如搬提重物則絕對要避免，以防血壓快速上升，造成心臟負荷；4.做運動時如果發生疲倦、頭痛、頭暈、流冷汗、皮膚發紺、心悸或持續性的呼吸困難、心絞痛、血壓太高或太低、步態不穩或腳嚴重酸痳等情形，要立刻停止；5.心跳會隨著運動量增多而增加，萬一心跳變慢，也務必停止運動。

劉復康建議，可一邊運動，一邊測量手腕脈搏，先量測15秒的脈搏，再乘以4，就知道自己運動時每分鐘的心跳數。亦可選擇簡單安全、緩和漸進的連續性或間斷性運動，推薦運動包括有氧運動、走路、快走、騎靜止腳踏車及上肢的肌力訓練（如手搖機），也可合併肌肉放鬆運動（如瑜伽）。

（採訪整理／編輯部）

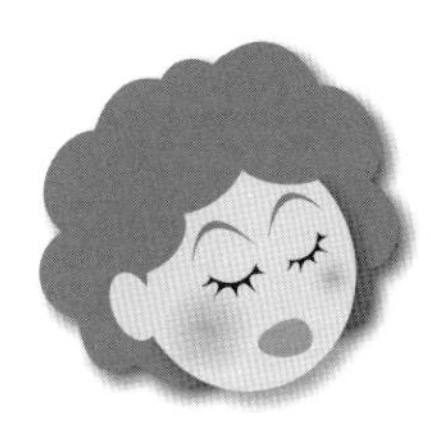

2-6【更年期毛病篇】活化腦細胞，杜絕失智

更年期後，女性荷爾蒙缺乏使腦部功能萎縮，記憶力減退，發生失智症的比率明顯增高，本篇提供DIY檢測方法，另外在飲食、運動、治療上又該注意什麼？

失智症主要是因體內荷爾蒙減少，導致腦血管循環變差、腦細胞容易衰老死亡。台大醫學院精神科教授葉炳強說，「據統計，『女性』、教育程度低、家族性早發性失智症家屬、具家族史、頭部重創者、唐氏症、血管硬化及糖尿病患者等都是失智症的高危險群。」

如何檢測？

藉由以下失智症簡易心智狀態調查表（SPMSQ），將答錯問題記錄下來，家中沒電話可將4-1題改為4-2題。教育程度只有小學程度，可多錯一題；高中以上，則少錯一題。答錯三題以上（含），請立即前往各大醫院神經科或精神科，做進一步的失智症檢查。

錯誤請打X	問題	注意事項
	1.今天是幾號？	年、月、日都對才算正確。
	2.今天是星期幾？	星期對才算正確。
	3.這是什麼地方？	對所在地有任何的描述都算正確；說「我的家」或正確說出城鎮、醫院、機構的名稱都可接受。
	4-1.您的電話號碼是幾號？	確認號碼後證實無誤即算正確；或在會談時，能在二次間隔較長時間內重複相同的號碼即算正確。
	4-2.您住在什麼地方？	如長輩沒有電話才問此問題。
	5.您幾歲了？	年齡與出生年、月、日符合才算正確。
	6.您的出生年、月、日？	年、月、日都對才算正確。
	7.現任總統是誰？	姓氏正確即可。
	8.前任總統是誰？	姓氏正確即可。
	9.您媽媽叫什麼名字？	不需要特別證實，只需長輩說出一個與他不同的女性姓名即可。
	10.從20減3開始算，一直減3減下去。	期間如有任何錯誤或無法繼續進行，即算錯誤。

■評估標準

心智功能完整：錯0～2題
輕度心智功能障礙：錯3～4題
中度心智功能障礙：錯5～7題
重度心智功能障礙：錯8～10題

資料提供／天主教失智老人基金會

吃出健康

引發退化性失智症的主因是腦部細胞受自由基傷害，身體中的氧化物質侵蝕腦部神經細胞，導致失智症發生。天主教耕莘醫院永和分院營養師陳奕翰表示，想預防失智症，平時應多攝取抗氧化物質，以下提供7種常見的補腦聖品。

1.維生素C、E、β胡蘿蔔素

這些富含抗氧化物的營養素存在於新鮮蔬果、堅果類中，如芥菜、青花菜、芭樂、大番茄、南瓜、柑橘、糙米、瓜子、杏仁豆等。另外，水果中的多酚成分也可降低身體氧化作用，預防失智症。

2.維生素B群

維生素B6、B12及葉酸中含有一種特殊物質，可降低人體內的同半胱氨酸含量。研究顯示，同半胱氨酸與心血管疾病、腦病變有關，若體內含量降低，罹患失智症的機率也會降低。胚芽、豆類、深綠色蔬菜、肉類、肝臟、牛奶等食物中都含有豐富的維生素B6、B12及葉酸，中、老年人更應加強補充。

3.卵磷脂

醫學研究指出，卵磷脂可減緩失智症惡化，黃豆、蛋黃、魚肝油中含有豐富卵磷脂，可適量補充。

4.Omega-3系列脂肪酸

深海魚類中的不飽和脂肪酸（Omega-3系列脂肪酸），平時可適量補充鮭魚、鮪魚、沙丁魚、魚油等，預防失智症發生。

5.靈芝

有養心安神、益氣補血、健腦強身的作用。醫學研究顯示，靈芝可增加冠狀動脈的血流量，減少心肌耗氧量而保護心臟，並具有保肝解毒、促進肝細胞再生等作用，用以防治高脂血症、防止腦力衰退及失智症。

6.何首烏

有補益肝腎、益精血、壯筋骨等作用。何首烏可改善老年人的衰老徵象，如白髮、記憶力衰退等，還能擴張心臟的冠狀動脈血管、降血脂、促進紅血球細胞生成，對冠心病、高血脂症、大腦衰退等都有預防效果。

7.銀杏

有改善心腦血液循環的作用，促進人體微循環，活化腦部細胞，也可降低膽固醇、改善高血壓等症狀。對於退化性及血管性失智症，都有不錯的預防效果。

簡易運動

平日可鼓勵自己多動腦，如下棋、DIY、看書、旅遊、培養嗜好和運動習慣、種植植物、改變環境和溝通方式，或使用音樂療法等，都能減少失智症的發生。很多人退休後，足不出戶，對於腦力影響很大，應多參與各類活動，維持退休前的日常生活刺激，才能預防失智症到來。台北榮民總醫院神經醫學中心一般神經科主任劉秀枝簡略列出以下7種健腦活動：

1.打麻將、打牌。

2.每天走路40分鐘。

3.閱讀雜誌書報。

4.養成終身學習，如學上網。

5.玩拼字遊戲、填數獨。

6.造訪親友、參加社區大學或各種團體等外出活動。

7.看電視、聽收音機。

醫師治療

當醫師診斷出罹患失智症時，很多患者已出現明顯的記憶力衰退、智力喪失、思考障礙、社交和情緒功能障礙及異常行為，所以照護者應多觀察，若到後期才治療，惡化的速度已來不及控制。

在治療方面，占失智症最大宗的阿茲海默症患者，因其症狀個別差異很大，且每位病人都會持續惡化，很多人最後都有憂鬱、偏執狂和妄想等症狀。截至目前為止，阿茲海默症仍無法治癒，但在初中期治療，可減緩症狀惡化的速度，像目前的兩種臨床藥物可延緩記憶喪失，有助於患者執行日常生活起居需要的動作，也有醫師指出，保護神經細胞細胞膜氧化的維生素E和阿斯匹靈也能減緩失智症狀。

占第二大的血管性失智症，很多患者是因小中風引起神經缺損，因此，治療方法就和中風一樣：1.控制中風的危險因子，如高血壓、糖尿病、心律不整等；2.服用抗血小板凝結藥物。一般來說，初期血管性失智的病人，約三成治療後可明顯脫離失智病況。至於認知功能或行為異常，如發生焦慮、憂鬱、焦躁不安、妄想、幻想等精神行為，可請精神科醫師開藥治療。

（採訪整理／編輯部）

2-7【更年期毛病篇】皮膚怎麼水噹噹？

青春期皮膚因荷爾蒙關係，開始有痘痘、粉刺問題，更年期則是因荷爾蒙減少，皮膚開始老化、失去彈性，到底該擦什麼？怎麼吃？才能找回逝去的青春？

更年期婦女的皮膚因荷爾蒙減少及膚質老化，產生很大變化。常見的問題包括皮脂腺分泌減少，使皮膚乾燥；皮下脂肪變少，使表皮變薄、彈力組織萎縮，產生皺紋和眼袋，也讓皮膚變得鬆弛；甚至臉部與手部也容易出現老人斑。

30、40歲以後出現的黑斑、晒斑、老人斑、顴骨斑，是抗老化治療的焦點，常使用的治療方法，包括美白、超音波、脈衝光、磁波光等；如果皮膚鬆弛、有細紋，可施打肉毒桿菌、玻尿酸；至於黑眼圈，則利用維生素C、Q10等成分延緩老化。

此外，也有人補充荷爾蒙恢復皮膚彈性，但仍有50%的病人抱怨皮膚乾燥，李木生婦產科診所副院長林育弘表示，因其補充的都是低劑量的荷爾蒙，如果想恢復到年輕時的水嫩肌膚，必須使用高劑量，也會有其他副作用產生。

如何保養？

1.防晒

如何減緩皮膚老化，台北市立仁愛醫院皮膚科主任周國璋建議，最根本的方法是勤於保養。首先，避免長時間日晒，夏日外出時，最好出門前30分鐘塗抹防晒係數（SPF）15以上的防晒乳液，穿長袖的白色外衣或撐傘、戴帽，且布料不能太薄，如果光線可穿透，防晒效果也會大打折扣。

2.維持皮膚角質層

為了避免更年期來臨時，皮膚變得乾燥、龜裂或起癢疹，運用一些方法維持皮膚角質層的水分和脂肪也是必要的，如洗澡水不宜過熱、少用肥皂，並適時補充乳液及保養品。另外，多吃植物性蛋白、蔬果，適量補充維它命，及規律的作息、充足的睡眠，都可使皮膚的新陳代謝維持良好循環，讓皮膚由內而外呈現最好狀態。

3.擦維他命A酸

已經形成的老化肌膚，可利用維他命A酸及果酸來改善。周國璋提及，維他命A酸能使皮膚血管增生，增加製造膠原纖維的纖維母細胞，改善鬆弛狀況，使肌膚保持彈性。其次，也可調節表皮細胞的生長與分化，減少角質層厚度，改善黑斑、皺紋、角質粗糙等情形。

然而，由於A酸外用藥膏有高度光敏感性及中等程度的刺激性，必須在醫師指示下使用並作好防晒措施，才能收美容之效。

4.塗抹果酸

果酸是由多種天然蔬果中萃取出來的自然酸，種類繁多，但以甘蔗提煉的甘醇酸及乳酸最為常用。果酸能降低角質細胞的凝結作用，改善角質層的狀況，對於老化、乾燥、粗糙、無光澤的肌膚有改善的效果。

低濃度果酸可作為日常保養之用，高濃度果酸則必須在皮膚科醫師的操作下，才能用於「化學換膚」治療。周國璋提醒，不論是利用維他命A酸或果酸來改善肌膚，事前都應充分與醫師溝通，並徹底配合，才能達到最好療效。

吃出健康

1.膠原蛋白

時下最耳熟能詳的膠原蛋白，是組成各種細胞外間質的聚合物，能保護並連結身體各種組織，支撐起人體的結構，扮演著如「床墊」或「水泥」的角色，約占體內蛋白質的25～35％。最近在業者的強力促銷下，大家普遍知道膠原蛋白能有效抗老化，且有助於保持皮膚彈性、水分與光澤。

奇美醫院柳營院區營養部主任李春松指出，像豬腳、雞腳這類家常菜就含有豐富的膠原蛋白。但豬腳含有大量飽和脂肪酸，高膽固醇的人應避免攝取過多，一週吃1～2兩，差不多一隻豬腳，身體所需的膠原蛋白就已足夠。若是素食者，吃木耳和洋菜，也可補充膠原蛋白。

以皮膚科觀點，膠原蛋白吃進體內後，在腸胃分解成小分子，再經由吸收，分布到全身器官，並無法直接作用到皮膚上，如果希望有明顯的抗老回春作用，可用電波拉皮、脈衝光等醫學美容讓膠原蛋白再生、纖維母細胞活化。李春松也補充，「膠原蛋白吃進身體後分配到皮膚的量非常少，所以喝膠原蛋白，皮膚不一定會變好。」

2.CoQ10

常逛藥妝店的女性一定會發現，CoQ10是最近人氣指數直線上升的青春不老丹。CoQ10存在於細胞的能量代謝工廠——粒腺體，幫助粒腺體產生能量、製造輔酶，當體內CoQ10較多時，能量也更豐富。CoQ10早期是心臟病的用藥，因心臟需要許多能量才能不停跳動，後來發現它也能減少皺紋產生，才被廣泛使用於保養品中。

主張擦保養品對美容作用較大的皮膚科醫生，也贊成喝CoQ10。長庚醫院皮膚科主治醫師李美菁表示，「人體需要許多能量，若是日常飲食不均衡的人，可吃抗自由基的保健食品，如維他命（維生素）、多酚類、CoQ10等，所以喝CoQ10確實可讓人較有活力。」

其實，早在3年前就有CoQ10的保養品，時至今日才成為當紅炸子雞，CoQ10的售價並不便宜，李春松強調，應該多從平常的飲食補充，如果真的需要，1天1瓶（約含100毫克CoQ10）就可補足身體所需。

平常食物中，魚類、肉類、菠菜、花椰菜等綠色蔬菜都含有CoQ10，李春松呼籲，「攝取某一類營養素都過猶而不及，從天然食物攝取CoQ10，除了植物酵素，類黃酮對抗氧化也有加分效果。」

3.維生素C

維生素C（維他命C）是市面上普遍且行之有年的保養品，可延緩老化，並防止葉酸氧化，不少食物就用維生素C當作抗氧化劑（防腐劑）來延緩食物腐壞的速度。

人體無法自行製造維生素C，一定要額外攝取，李春松說：「一天需要量約60毫克，大約是2顆柳丁的分量。」可是，當天氣或所處環境不良時，維生素C的需求量也會相對提高。

李春松舉例，「吸菸、處於污染空氣中的人或壓力大的人，都需要補充更多維生素C。」例如：夏天的空氣品質較差，天天騎摩托車的上班族，其吸入的髒空氣會讓體內產生更多自由基，這時就需要維生素C抵抗，且視狀況不同，增減補充的劑量。他建議，平常可喝維生素C含量豐富的柳丁汁、檸檬汁、葡萄柚汁、奇異果汁等飲品。

另外，李美菁認為，含維生素C的保養品也有延緩皮膚老化的作用，所以，喝和擦兩者可同時並行。需注意的是，雖然維生素C屬於水溶性維生素，攝取過量也會有後遺症，李春松提醒，如果一天攝取超過1,000毫克，產生結石的風險會提高，曾有草酸結石病史的病人不宜過量。

4.葡萄籽

葡萄籽所含的花青素，其抗氧化效果比維生素C高18倍、比維生素E高50倍，且可保護肌膚免於紫外線的侵害、預防膠原纖維和彈性纖維退化，使皮膚保持應有的彈性、減少皺紋產生、延緩皮膚下垂。

葡萄籽功效被證實後，大家一窩蜂地吃葡萄，李春松打趣說：「吃葡萄不吐葡萄皮才有效。」因為抗氧化的花青素存在於葡萄皮和籽中，籽不易吞食，但皮一定要吃進肚子。市面上也有不少聲稱可以把葡萄籽打得很碎的果汁機或調理機，李美菁務實地建議：「有空的人可以把葡萄連皮帶籽打成汁，沒空的人亦可以健康食品補充。」

雖然抗氧化功效很好，也不宜大量食用，李春松建議：「一天20顆葡萄就夠了。」葡萄籽所含的花青素也存在於藍莓、紅莓、松樹皮、夏威夷果的葉子中，但花青素含量仍以葡萄籽最高，如果以藍莓、紅莓取代，分量就要增加。

醫師治療

30歲的肌膚進入熟齡期，開始退化，到45歲，體內抗老化的膠原蛋白僅剩不到七成，媽媽們可運用目前流行的非侵入性整形美容療法，打造35～60歲的專屬配方，活化青春再升級！

邁入35～50歲的年齡，醫師建議可採用整形門診中去除黑斑和美白的聯合療法。這類患者約占門診的五成，優點是手術後，可一勞永逸，但費用不貲，10分鐘要價9,000～18,000元，有患者為了讓效果更好，會反覆做3～5次。

聯合療法依據皮膚外表、中間，及底層，分別做不同雷射：首先，針對外表黑斑，用紅寶石或紫翠玉雷射去除表層色素。其次，針對中間暗沉，用美白型雷射，如目前當紅的「鉀鈦磷雷射」，改善暗沉。鉀鈦磷雷射是指532奈米，可去除肥大組織、止血。臨床上，也有醫師用此雷射手術治療男性前列腺（攝護腺）肥大，以此手術去除前列腺肥大組織，患者不需住院，可快速止血，省時又有效。最後，針對底層肌膚，用退紅性雷射，如染料雷射和染料脈衝雷射，進行深層美白。

醫師指出，做雷射通常會痛，因此，很多門診會讓患者吸入高壓氧，做「無痛修復」。原理是組織注入氧氣後，可讓循環變好，比較不會水腫，也就比較不會有腫痛症狀。目前衛生署允許診所使用高壓氧止痛，但高壓氧主要功能是修護，雖然被允許，卻不鼓勵，目前做半小時的高壓氧約需花費1,200元。

50歲後，很多人肯花大錢搶抓青春尾巴，這時民眾多半想除皺和拉皮，如果不想做侵入性治療，可考慮門診暱稱的「五福臨門」療法。

所謂五福臨門是指以「電波拉皮」搭配其他的雷射治療，從皮膚表層做起：

1.針對皮膚表層，用柔膚雷射向內雷射0.15公分來除皺。

2.針對皮膚中層，用飛梭雷射往膚內層雷射0.2公分，收縮毛孔、減少粉刺。

3.針對真皮層，用電波拉皮再往內層0.25公分，刺激膠原蛋白增生、緊緻肌膚。

4.針對動態皺紋，指當臉部有動作，如開懷大笑所引發的魚尾紋、笑紋等，輔以肉毒桿菌治療。

5.針對靜態皺紋，如臉部自然形成的眉間紋，則用玻尿酸治療。

這種「五福臨門」療法深受退休族的喜愛，門診中約有15～20%的人會做這類手術，但一次2小時，費用高昂，從5萬～12萬元都有，看患者的使用量增減費用，成效也因人而異，約可維持1～3年。

（採訪整理／編輯部）

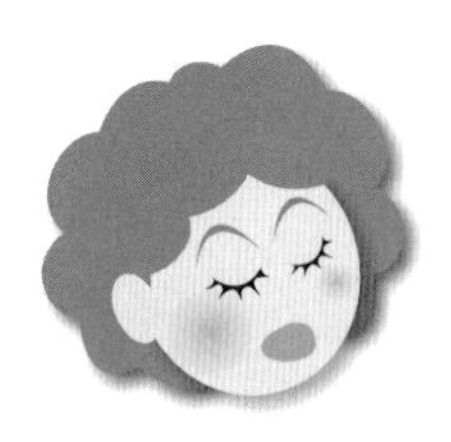

2-8【更年期毛病篇】順暢如廁不困難！

更年期因尿道皮膚萎縮、鬆弛，可能會有漏尿、頻尿的窘境，困擾不已的你，別太擔心，讓醫師教你如何解決泌尿道難關！

更年期媽媽們，因荷爾蒙缺乏，尿道皮膚與生殖器官開始萎縮，加上骨盆肌肉鬆弛，造成夜尿、頻尿、尿失禁等症狀，每個症狀的成因和改善方式不同，以下一一說明。

夜尿

夜尿是停經後婦女深感困擾的一大問題，患者多合併下肢水腫（俗稱「水氣」）。

夜尿原因多與「循環不良」有關，只要穿上彈性襪或多找時間躺平，基本上都能獲得改善。若這種保守療法效果不好，就必須進一步評估是否有心臟血管、腎臟、腦下垂體，或其他神經系統的疾病。

頻尿

如果一天解尿次數多於8次，就是「頻尿」。頻尿也常合併其他症狀，如解尿疼痛、血尿、尿急，或恥骨上方疼痛等。頻尿與相關症狀對生活的影響遠大於「尿失禁」，病因更是複雜，以下是常見的5種情形。

1.**精神性因素：**有些人整天好好的，只有睡前躺在床上才會想尿尿，每5分鐘就要起來一次，沒起床又覺得尿急，入睡後卻能一覺到天亮。這種一天中只有某時段特別頻尿，常是心理因素所造成。

2.**泌尿道感染：**頻尿的狀況為突發性，多合併解尿疼痛、灼熱感、甚至有血尿、腰部酸痛等情形，此時只要多喝水，搭配正確的抗生素治療，症狀就會消失。

3.**逼尿肌不穩：**膀胱不自主收縮所造成。常見症狀有頻尿、尿急，晚上睡著後常要起床尿尿兩次以上，甚至尿急時，來不及如廁就漏尿（急迫性尿失禁），病因包括中風、巴金森症等神經性因素，也可能是尿道狹窄、內尿道括約肌功能不良，或其他膀胱問題。

治療時必須正確診斷，才有立竿見影的效果。此外，「應多喝開水，延長解尿間隔」。病人常擔心，都已經頻尿了，喝水會更難過，其實剛好相反，愈不喝水尿愈濃，對膀胱更刺激，惡性循環下，會更想尿尿。有些患者也擔心憋尿對身體不好，但在泌尿科醫師的控制下，依序延長解尿的間隔，對病情絕對有益，因為一個人即使經過7、8個小時的睡眠，沒有起床尿尿，膀胱也不會壞掉。

4.**間質性膀胱炎：**致病原因不明，症狀有頻尿、尿急，尿漲時恥骨上方疼痛。治療時可控制飲水量，並延長解尿的間隔，術後更要做膀胱訓練。

5.**更年期或停經症候群：**有頻尿、尿急、解尿疼痛等症狀，常見於更年期婦女，以女性荷爾蒙治療即可緩解。

其實，「頻尿」是相當常見的問題，只要正確診斷，即使病情嚴重到一天解50、60次小便，也可痊癒。所以，頻尿時應及早就醫，免得病況日益嚴重，影響個人健康與家庭幸福。

尿失禁

由於泌尿系統缺乏女性荷爾蒙，尿道皮膚會變薄、變乾燥，韌帶也會鬆弛，就可能有尿失禁問題；少部分女性則因生育多胎、生產時曾有創傷，或生產時嬰兒較大、超過4000公克，到更年期的確會導致尿失禁。

李木生婦產科診所副院長林育弘指出，尿失禁一般是以凱格爾運動，加上荷爾蒙做治療，成功率超過七成，至於上述治療無效的病人，可嘗試服用治療尿失禁的藥物，副作用比以往減少許多，成功率也較高，此外還有物理治療和復健治療。

凱格爾運動是指坐在馬桶上，兩腿張開，在自然解小便過程中，突然終止解尿，等熟悉正確的肌肉收縮感受後，即可在日常生活中無論站立、坐立或平躺，隨時隨地進行。每天像補妝般勤於練習，不僅可治癒尿失禁，也能預防大便失禁問題。

尿失禁不太嚴重時，可採取藥物治療或物理治療等保守療法。其中「物理治療」效果最好，但先決條件是病人要有恆心，常見療法有骨盆體操、電刺激、生物回饋法與陰道圓錐，都是增強骨盆底肌肉的運動。

另外，大約兩成的病人仍須考慮動手術解決。手術前，醫師建議先做尿路動力學檢查，看是哪個地方出問題，針對局部給予藥物或運動，最後再考慮是否動手術。

當尿失禁嚴重到影響日常生活與社交活動時，就必須接受手術治療，目前「膀胱頸懸吊術」是成功率最高的手術方法，治癒率高達90%以上，手術時間短、住院時間不長，且後遺症少，不過，由於有個別差異，術前宜做好評估與鑑別診斷，才能選到最適合自己的療法。

吃出健康

1.多喝水

國泰綜合醫院泌尿科主任謝德生說，多喝水的人，結石、泌尿系統感染，甚至不易有泌尿系統的癌症。「泌尿道癌症通常被認為和尿液中的毒素有關，當毒素太濃，刺激泌尿系統黏膜，就會引起癌症。如果多喝水，毒素變淡，癌症自然不易發生。」但他不鼓勵以利尿飲品取代水。

2.蔓越莓

馬偕醫院台北院區營養課課長趙強說明，坊間流傳小紅莓和蔓越莓、優酪乳都能預防尿路感染，其實小紅莓就是蔓越莓，可降低泌尿道感染率。「小紅莓有兩種酸——安息香酸和雞納酸，在身體代謝後會產生馬尿酸，因尿液趨於酸性，讓膀胱到輸尿管、尿道的黏膜表面無法被細菌附著。」至於一天的量多少？目前報導指出約200～400CC之間，要注意的是，果汁仍有熱量，消耗不掉就會引發肥胖問題。

3.優酪乳

報告指出，優酪乳對女性陰道炎、尿道炎有輔助性治療效果。剛開始趙強也很納悶，因有益菌和腸道、泌尿道有何關係？看了許多資料才發現，可能是益菌生長在偏酸性環境，減少腸道中的壞菌，致病機會也就變少。

市面上優酪乳琳瑯滿目，該如何選擇？趙強提醒要注意糖分，「優酪乳的糖分問題比蔓越莓汁更嚴重，每100CC高達15克糖，等於3塊方糖重量。」他建議，不要把優酪乳當水喝，一天最多250CC；台北市立中興醫院營養師童鈺雯也表示，泌尿道的日常保健，她個人認為蔓越莓優於優酪乳，果汁又比市售的錠劑好，因為喝果汁可直接補充水分。

4.維生素A

維生素A可促進內皮細胞完整性組織功用，組織完整就不易受病毒侵害。維生素A主要來自深紅色、深綠色蔬菜，包括紅蘿蔔、番茄、南瓜、紅心番薯和水果中的木瓜。「因為是脂溶性維生素，食用時要加點油脂，生吃就淋點橄欖油，榨汁則加優酪乳或兩滴油脂，比較容易吸收。不管水煮或油炒，效果都比生吃好。」此外，維生素C可能增加尿酸量，習慣吃維生素C藥丸的人，要注意採低劑量，因維生素C容易受光和熱的破壞，生吃比較好。

結石是泌尿道感染外的另一個問題，關鍵在於要讓身體保持在鹼性系統，尿液呈現鹼性比較健康，大原則是多吃蔬菜、水果，少吃肉類、高蛋白食物，因為這些食物偏酸性。童鈺雯建議，吃肉可以，但要注意分量和烹調方式，盡量不要油炸，同時增加膳食纖維的食用量，日常保健懂得多喝蔓越莓汁、蔬果汁和水。

簡易運動

不論妳是年輕上班族、產後婦女，或年屆50的更年期女性，都應利用運動，訓練骨盆腔底的肌肉群，預防並治療因提肛肌肉群鬆弛所引起的失禁疾病。前台北市立中醫院區婦科主任劉桂蘭提供3種簡便的提肛訓練：

1.排尿中斷法：在小便過程中，排尿到一半時，利用肌肉力量間斷排尿，待數秒後，再繼續將尿液排光。

2.掂腳走路法：平時可掂腳走路，也能提高骨盆腔底的肌肉耐受力。

3.起立坐下法：這方法很適合長時間坐在辦公室的職業婦女。首先，坐在不會滑動的椅子上，背部打直，兩腳自膝蓋以下交叉，兩手放在腿上，利用大腿的力量起立，10秒後再坐下，重複數次。

利用以上簡單運動來提高骨盆底肌肉群的力量，不但有助於產後及更年期導致骨盆鬆弛引起的症候群，甚至能改善性生活障礙，別猶豫了，快起來動一動吧！

（採訪整理／編輯部）

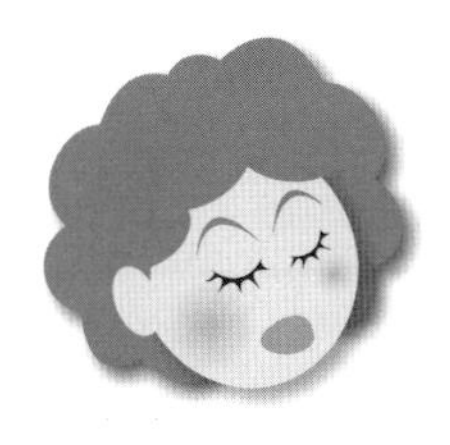

2-9【更年期毛病篇】「性福」怎麼浪漫營造？

邁入更年期，和老公在「性」生活方面，只剩痛感，沒有快感，偏偏老公又「性致勃勃」，該如何是好？

不少更年期婦女面臨性生活不美滿的困擾，包括性慾降低、性趣低落等。李木生婦產科診所副院長林育弘解釋，更年期婦女因體內荷爾蒙減少，加上陰道萎縮，皮膚乾澀、變薄，讓婦女在性交過程中，容易破皮而感到疼痛，造成行房意願降低、「性趣缺缺」。

門診中，常可聽到更年期婦女抱怨，「性」帶給她們的只有痛感，沒有快感，偏偏老公又「性致勃勃」，常讓她們不知如何是好。林育弘從門診中觀察到，大部分更年期婦女擔心性功能障礙，歸因於怕老公有需求或變心，所以勉強應付，也因此他才強調，兩性的和諧和溝通非常重要。

國內首位取得性學博士學位的台安醫院婦產科主任陳思銘表示，一般人總以為性愛一定是上床做愛，事實上，做愛雖然是性愛的終極目標，但是在兩性互動中，只要是「色心有起」，且能享受彼此互動的過程，即使沒有做愛，仍可以稱為「性」。因此，夫妻的深情對望也算是性愛的一種，其他如愛撫、擁抱、牽手等都是性的甜美表現。

如何改善？

1.輕、緩、舒、慢

由於生理老化的因素，使性器官無法與年輕時同日而語，如男性勃起較慢，女性因微血管萎縮，濕潤也較慢等，都是性愛過程中可能發生的正常現象。因此，為了不影響性愛品質，最好以「輕、緩、舒、慢」為原則，盡量讓自己和伴侶在放鬆的狀態下，緩和、舒適及輕慢地從事性愛活動。

2.善用輔助工具與技巧

林育弘建議，更年期夫妻在行房時，可使用潤滑液為輔助工具，減輕女性性交時的疼痛感，其次，可適度使用振動器等情趣工具。除了在雙手萬能、能言善道及手足並用的原則，盡情多方嘗試外，若彼此都能接受，不妨利用不易退化、靈活度較高的嘴巴，從事口交活動，也是讓更年期婦女擁有美好性愛生活的好方式之一。

3.主動出擊、強烈暗示

萬一遇到「妹有情、郎無意」的場面時，陳思銘建議，利用主動出擊、強烈暗示、慢慢靠近對方身體或提供壯陽食補等，讓伴侶在開闊舒緩的氣氛中，與自己同步進入性愛的領域。

4.床上禮儀

陳思銘提醒，無論任何年齡，從事性愛活動前，千萬別忽略基本的「床上禮儀」，身體的髒臭就是嚴重違反床上禮儀的大忌。有了基本禮儀，再加以營造氣氛、運用情趣內衣等工具，更能享受魚水之歡。

根據生物學上「用盡廢退」的理論，性愛其實也有愈用愈純熟、愈不用愈退化的道理，所以陳思銘鼓勵更年期婦女，除了平日善加培養溝通氣氛，與伴侶討論、分享感受外，千萬不要荒廢自己性愛的本能，或放棄追求性愛的權利，除非生理上確實有影響性愛且需要就醫的病痛，否則，只要敞開心房和另一半多加嘗試，更年期婦女絕對可以享受愉悅的性愛生活！

（採訪整理／編輯部）

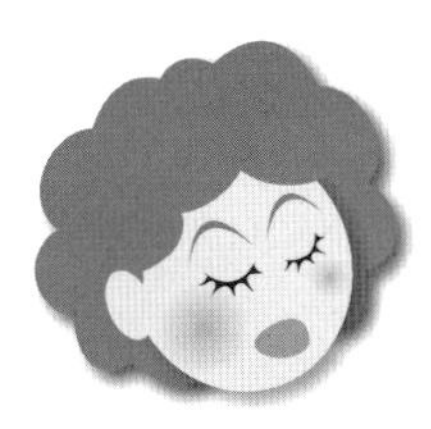

2-10【更年期毛病篇】拯救更年期，該用荷爾蒙療法嗎？

更年期伴隨而來的症狀，讓不少婦女深感困擾，然而，是否該使用荷爾蒙療法來緩解不適，也有兩造說法，該不該用？安不安全？其實需視自己的狀況而定，多一分瞭解與珍視，才能讓妳的更年期更自在。

更年期婦女該不該用荷爾蒙治療法，從過去到現在爭論已久，贊成及反對陣營各有不同態度。荷爾蒙對人體而言，是非常重要的角色，尤其女性月經週期，有荷爾蒙維持，才不會產生不適。更年期來臨時，荷爾蒙急速下降，卵巢功能退化，經常有人這個月還有月經，下個月突然不來，或者諸多因素，讓3/4比例（約75％）的婦女出現生氣、憂鬱、不快樂等不舒服的症狀。

第一步：尋求更年期門診

「很多人沒辦法控制情緒，連自己都不瞭解為什麼脾氣變得這麼壞？」高雄長庚醫院名譽院長黃國恩指出，如果兒女剛好處於青春期，經常造成親子衝突，尤其女性更年期的不適感比男性強烈，上門求診的病例甚多，因此荷爾蒙治療法大都用在婦女身上。

台安醫院婦產科主任周輝政對於更年期保健、多囊性卵巢症候群有相當研究，他致力於成立更年期婦女團體，主要是因10多年前人們對於恐慌症、精神病、心律不整、焦慮、憂鬱等更年期症狀並不瞭解。他曾遇到一位從苗栗來的病人，因情緒控制不住，被家人架著求醫的例子，在他看來，這名病人的病情並不太樂觀。

不過，婦人服用一個月荷爾蒙藥物後，病情卻獲得緩解，可以自行前來門診，幾個月過後，情緒也變得很平順。周輝政認為，婦產科更年期門診像「資源回收桶」，不僅治療更年期，也提供健康規畫，減緩病人症狀，這樣的角色更像「更年期女性的家庭醫師」。

醫學研究掀起荷爾蒙之爭

上述案例中，荷爾蒙療效扮演相當關鍵的角色，然而2002年7月，一項荷爾蒙治療法的實驗報告卻引起軒然大波。這項研究是WHI（Women's Health Initiation）在美國舉辦的大型實驗計畫，邀集約16,000名更年期婦女受測，其中8,000人吃雌激素加黃體素的荷爾蒙製劑，另外8,000人吃安慰劑，追蹤5.2年後發現，接受荷爾蒙製劑的受測者產生以下結果：

- 乳癌罹患率增加24％，每一萬名一年增加8例。
- 心臟病罹患率增加26％，每一萬名一年增加7例。
- 骨折率減少34％。每一萬名一年減少5例。
- 大腸癌罹患率減少37％，每一萬名一年減少6例。
- 罹患子宮內膜癌比例減少。

這項實驗讓「用不用藥」的爭論更白熱化，許多婦女團體看到「乳癌罹患率增加」的結果，起而反對使用荷爾蒙療法。

到了2004年4月，WHI又發表第二項實驗，同樣是16,000人測試，不同的是，這組人已切除子宮，只吃雌激素，結果顯示如下：

- 心臟病罹患率未增加。
- 乳癌罹患率稍減。
- 中風病患稍增。

「藥劑」和「年齡」大有問題

這兩項實驗雖然規模很大，也提出看起來有力的結果，但醫界人士抱質疑的態度，其中，黃國恩提出兩大疑問：「藥劑」和「年齡」。

他表示，上述實驗受到質疑，是因實驗只測試一種藥劑，沒有測試其他藥物；再者，受測者平均年齡是60歲以上，和一般使用荷爾蒙治療法的年齡並不相符。

關於「藥劑」的問題，周輝政也有相同看法。他認為：「斷言『使用荷爾蒙治療法會致癌』的說法並不確切，我們只能說『某一藥廠生產的藥物會增加致癌的機會』；且一般而言，醫學上重大研究結果都會取得共識再發布，才能讓民眾信任，但這個研究結果卻先從簡訊發布，做法不免草率。」

至於「年齡」在黃國恩眼中可說是「最大的問題」。他提到，當時受測者平均年齡已經63歲，過了5年即近70歲，這樣的年齡罹患乳癌、心臟病的機率本來就高。

實驗適用於台灣？醫界持保留

其他像心血管疾病增加的結果也不夠客觀。台中榮民總醫院婦產部主任何師竹提到，這項實驗裡40%的受測者有抽菸習慣，且很多人的血管已上過支架，加上年齡較長、血管老化，在使用荷爾蒙治療法原本就會增加血管栓塞的前提下，不能將「元凶」歸罪於荷爾蒙療法。

不過黃淑英倒認為，台灣女性服用荷爾蒙的比例不到1/4，可見這種療法不應該稱為普遍性現象。她對於醫學界以「實驗只使用某一種藥」或「台灣婦女體質與西方不同」的觀點提出反駁，原因是：「從以前到現在，台灣便一直使用國外進口藥物，為何當時不說國外藥物台灣不能用？」

這項實驗雖然有許多條件受限，使實驗不夠客觀，但在醫界立場，周輝政表示，還沒有更明確的數據之前，醫學界仍暫時相信這個實驗結果，不過談到台灣是否適用這個實驗結果，基本上持保留態度。

好處大於壞處 就可使用

儘管荷爾蒙治療法的爭論不休，但這幾年許多研究均顯示荷爾蒙治療法對於骨骼、生殖泌尿系統有幫助，甚至減少骨質疏鬆症、大腸癌及子宮內膜癌的發生率。

該不該使用荷爾蒙治療法？何師竹與黃國恩皆認為，只要「好處」大於「壞處」就可行，「尤其用在50歲左右剛停經的婦女身上，好處確實比壞處多，但60歲以上是否需使用這種治療，仍要病人自己決定。」

至於副作用（尤其乳癌），還須注意其他客觀因素。周輝政說：「乳癌是否真的是荷爾蒙療法引起，我們不能斷定。雌激素不會把正常的乳房組織變成乳癌，除非乳房組織已經有病變，使用雌激素後才會刺激這些病變組織變成癌症。」何師竹補充，整體來說，荷爾蒙治療法對身體的好處還是居多，即便真的罹患乳癌，在治療中及早發現及早治療，效果也比較好。

因此，荷爾蒙治療法應依照每個人症狀、需求決定，並非停經後一定要用，這是目前醫學界的共識。何師竹說明，如果只是短期受更年期症狀困擾的病人，醫師通常會提供參考資料，讓病人決定要不要使用；若長期為更年期症狀所苦，造成身心狀況不穩定，甚至影響日常生活，醫學界對於「是否使用荷爾蒙治療法」，基本上抱持贊成的立場。

瞭解禁忌 沒有顧忌

使用荷爾蒙療法前，醫師會先評估病人的心血管風險，進行肝功能、膽固醇、超音波或攝影乳房檢查等，再給予建議；決定使用後，也會針對病人進行追蹤。肝功能不佳者，可以採用抹藥方式經皮吸收；三酸甘油脂太高者，也可以採用貼片方式治療，依照病人停經時間，斟酌給與適當劑量。

黃國恩強調，心臟病、心肌梗塞、曾患有乳癌、急性肝疾病、對荷爾蒙製劑過敏的人都不適用荷爾蒙治療法，若有不規則出血情形，也要找到出血原因才能用。

至於要服用多少劑量，須依個人骨質流失的程度而定。黃國恩表示，以台灣婦女體型而言，使用0.3毫克劑量就夠了，相關製劑已在台灣使用，而且追蹤2年後發現，婦女骨質密度確實增加。

至於55歲以前的婦女，荷爾蒙療法需求較大，可用每日0.625毫克的劑量治療，再將劑量逐漸降低。他指出，2006年台灣將出現更低劑量的製劑，成分是每日0.3毫克荷爾蒙加1.5毫克黃體素劑量，使副作用降得更低。

90%使用不適者可改善

醫學界不否認，使用荷爾蒙治療法後，通常有乳房漲痛或不規則出血等現象，不過周輝政表示，只要聽從醫師建議，90%比例的人可以逐漸獲得改善，通常3～5個月後就會消失。

一旦使用荷爾蒙治療法，黃國恩建議，千萬不要三天捕魚、兩天晒網，要讓藥物在體內規則地作用。如果吃一天休息一天，或者自行停藥，使體內荷爾蒙起起伏伏，對身體並沒有好處，尤其對乳癌患者。

周輝政也提醒，「症狀嚴重者，如果沒有持續服用，可能造成憂鬱、恐慌，甚至演變成自殺，這種情況要小心防範。」

尋求解決之道 讓身心更自在

55歲的曾美娥（化名），曾在更年期盜汗、臉出現熱潮紅，停經前一年月經來來停停，到了更年期月經又突然來，屬於輕微症狀的案例。但她體認到「更年期不是病，是一個時期」，加上那段時間非常忙碌，並未使用荷爾蒙治療法，她自我克服的方法是：「失眠的話，將待完成的事情做一做，不舒服的症狀就被壓過去了。」

和曾美娥一樣，黃淑英也認為更年期是生命波動的週期，「就像青春期『轉大人』，活動力強、有青春痘的煩惱，更年期則是步入老年的前奏曲，讓女性瞭解自己走出生育階段，不能將此階段視為『病態』。」她說，年輕時經常運動、飲食均衡、多晒太陽，到了更年期，症狀自然減輕；即使更年期有許多不舒服的症狀，也可以運用很多方式解決，她以自己為例，躁熱時開冷氣就行了，不見得一定要用藥。

不過仍要注意，如果更年期的症狀輕微，不會影響日常生活，原則上可從生活型態改變，嚴重的話，尋求醫師治療還是較有效的解決之道。

（採訪整理／楊錦治）

荷爾蒙療法也能延緩老化？

荷爾蒙療法除了減緩更年期症狀，也有人用來延緩老化，台中榮民總醫院婦產部主任何師竹表示確有這種功效，由於荷爾蒙療法對於生殖、泌尿器官有幫助，纖維細胞分泌膠原蛋白，讓皮膚變好，這也可能是使用者愛用的原因。

還有人服用不會增加乳癌罹患率的植物性雌激素。這類雌激素對於抗氧化、減少癌症罹患率都有不錯的效果，「但和荷爾蒙治療法相比，治療效果僅是1/1,000～1/2,000的比率，單單補充植物性荷爾蒙是不夠的。」長庚醫院名譽院長黃國恩不反對使用植物性荷爾蒙，但強調必須注意這點。

何師竹還提出，植物性荷爾蒙劑量低時沒有效用，劑量高又不安全，「可以說等於吃安慰劑。」她建議應循正常醫療管道求診比較妥當。

至於坊間利用另類療法、維他命E、人參等減緩更年期症狀，台安醫院婦產科主任周輝政表示，站在醫生立場並不建議使用。

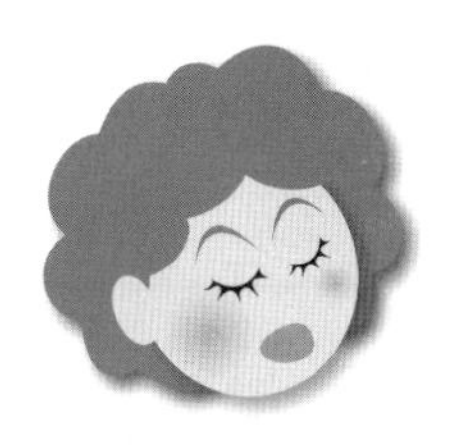

2-11【親子篇】兩代如何一起吃出健康？

現代人外食比例高，營養多攝取不均衡，對處於生理劇烈動盪的更年期、青春期來說，飲食上該怎麼吃？

更年期和青春期的生理情況迥異，要料理一桌適合彼此的菜餚，著實傷透腦筋。其實，不論是更年期還是青春期，都面臨現代人無法避免的——外食。

外食陷阱 低纖、多脂、高熱量

外食最大的特色是「賣相好」，否則無法引起消費者的食慾。像是包裝好的便當，很少有葉菜類，台大醫院營養科臨床組營養師林京美形容，「只要是蒸過的蔬菜，看起來就真的很菜，所以外食便當很少有葉菜類，長期下來，纖維質攝取自然不足。」

而且，為了使消費者「開胃」，製作便當很少用清蒸做法，大都使用很多油來炸、煎、滷，主要食材也以肉類居多，加上烹調時的調味，她給一般外食的評語是：

「脂肪多、熱量高、少纖維。」

就算不吃便當，外食的陷阱還是很多，一不小心就會攝取過多油脂，對更年期和青春期都不健康。台北市立聯合醫院中醫師吳明珠分析，像西餐中的前菜——濃湯，就是用大量麵粉和牛油調和而成；沙拉醬也是用油、糖、蛋調製。

其他像火鍋裡常見的蛋餃、蝦餃、魚丸、肉丸、甜不辣等火鍋料，芝麻醬、花生醬、沙茶醬等沾料；一般自助餐店的香腸、火腿、炒飯、炒麵；即使以清淡著稱的日本料理也有油炸物；更遑論以炸為主的速食店，由此可見，外食族常不知不覺吃進過多的油脂、熱量。

高油脂食物 恐導致「性早熟」

有些人誤以為：年紀大的人才需要飲食清淡，青春期的人活動量大，需要很多熱量，所以可多吃高熱量、高油脂的食物，像炸雞、薯條等。其實，現代小孩從事的活動多是上網、玩game（遊戲），不見得會消耗很多熱量，如果攝取過多脂肪，林京美表示，「孩子骨板容易提早密合，性荷爾蒙接著出現，骨頭的年紀超過實際年齡，已經算是大人，這時就不會再繼續長高。」

現在小學裡有不少小胖子，家長若繼續放任孩子吃高油脂食物，打算等「轉大人」後，再幫孩子雕塑身材，小心這些小胖子日後是「性早熟」的高危險群，後果不是又高又壯，而是「不夠高，但夠胖」。油脂對更年期而言，更是導致高血脂、高血壓的因素之一，所以長期外食、飲食不均衡，對健康都有不利影響。

顧好脾腎 提升鈣質吸收率

更年期和青春期是生理處於人生重大變化階段，僅除弊是不夠的，在烹煮三餐時，更需納入這兩個階段所需的營養素，才能身心通通補到。然而，什麼營養素是最必須的？吳明珠和林京美同時指出，「鈣！」

林京美表示，乳類產品都含有鈣質，不過，其中以奶酪製品含的乳酸鈣，人體比較容易吸收；堅果類、偏綠色蔬菜也有同樣效果。吳明珠則推薦，喝大骨頭湯時，油要濾掉，吸大骨頭中的骨髓，她提醒：「補鈣之餘，提高身體對鈣質的吸收能力也很重要。」例如輔助人體鈣質吸收的維生素D可經由皮膚吸收太陽光之後轉化得到，只要避開上午10點到下午2點的豔陽，早上8、9點或下午3、4點晒10分鐘陽光就足夠。

站在中醫立場，要使身體能運化、吸收、利用鈣的話，就跟遙控五腑六臟的臟器脾、腎有關。如果轉骨沒轉過來，其實是脾、腎不好所致；此外，腎臟不佳，老化也較快，吳明珠指出，脾和腎是更年期和青春期都需特別調理的部位。在食物方面，紅麴、丹參、冬蟲夏草、川七等，都可活血化淤，讓鈣更容易吸收。

各年齡層有專屬的鈣片？

擔心從天然食品中攝取的鈣質不夠，林京美不反對用鈣片補充，但她建議，「綜合維他命比較好，單品容易有重疊成分。」舉例來說，有些鈣片為了強化吸收，特別添加維生素D；或吃魚油時，裡頭也添加維生素A、E等，有些成分吃太多，如維生素C，容易導致結石。

多數營養補充品都標榜「水溶性」，吃太多會自動排出體外，林京美提醒，「吃太多排出體外，仍會增加內臟器官負擔，身體就像一部機器，短時間看不出來，長時間一直增加臟器的負擔，也容易老化。」

不同年齡層，所需的鈣片有差別嗎？林京美解釋，同樣都是鈣，兩代吃同一罐補充品沒什麼不對，只是有些特別針對不同年齡層添加的不同成分，才會出現「媽媽的鈣片、小孩的鈣片」之類的商品，若單純直指鈣片，親子可一同服用。

（採訪整理／林淑蓉）

更年期吃什麼好？

根據公共衛生學界研究，西方婦女的更年期症狀比東方婦女強烈，探討之後發現：「西方人不吃豆類製品，而豆類製品卻是東方女性日常生活中普遍的食物之一。」台大醫院營養科臨床組營養師林京美舉出，「有一項說法，豆類製品含有大豆異黃酮，其功能和女性荷爾蒙很像，可緩解更年期的症狀。」

豆類食物像豆漿，能改善更年期症狀，也含有鈣質，但預防骨質疏鬆症的功效，比不上牛奶。

同時要注意的是，不要一邊補充鈣質，一邊喝可樂、咖啡，由於可樂含有大量的磷，對骨質保養傷害很大。至於咖啡所含的咖啡因是否會加速骨質流失，她的看法是：「一天喝2～3小杯，而且是一般濃度，應該不至於造成骨質流失。」

兩代養生食譜

■蜜豆人參奶

材料：高麗參1支、牛奶300CC、蜂蜜1小杯、黃豆粉2大匙、紅豆15克、蔥適量。

做法：

1. 高麗參加牛奶、蜂蜜、黃豆粉一起放入果汁機攪拌均勻。
2. 紅豆用水浸泡2小時後煮滾，再用小火煮30分鐘，撈出豆子備用。
3. 食用時，把紅豆放入打出來的汁。

功效：牛奶含有大量鈣質，且可穩定情緒；高麗參能活血補腎。

■藥燉排骨

材料：當歸3錢、川芎2錢、枸杞3錢、紅棗3錢、熟地各3錢、桂枝2錢、黨參3錢、排骨半斤、山藥200克。

做法：

1. 山藥去皮洗淨，切塊。
2. 排骨洗淨，用沸水燙過。
3. 藥材放進布袋中綁好放進鍋裡，倒入排骨，加水超過材料2公分，用大火煮滾後，改用小火燜煮10分鐘，再放入新鮮山藥續煮5分鐘，最後加入調味料即可。

功效：補脾顧腎、補中益氣。

（食譜設計／台北市立聯合醫院中醫師吳明珠）

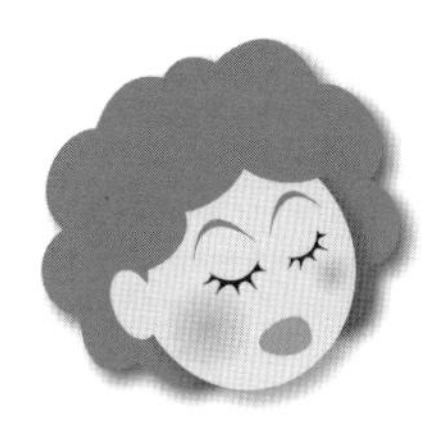

2-12【親子篇】穴道按摩解決跨代困擾

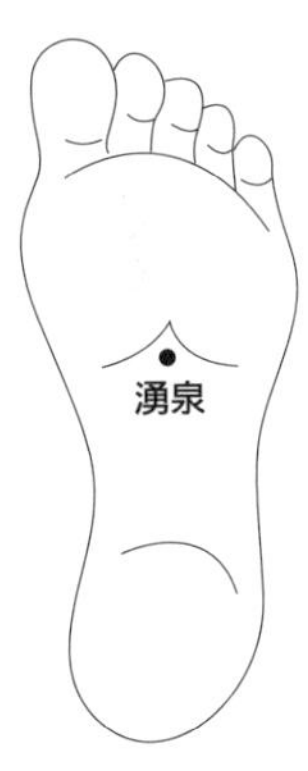

「這裡痛！」「那裡不舒服！」更年期與青春期的困擾重重，除了靠飲食調養，中醫師教你簡易按摩穴位法，讓健康再加分！

穴名	位置	功效	按摩方式
增強體力、改善體質			
湧泉穴	腳底前1/3凹陷處	■益腎、改善疲倦、腰部酸腫脹、瘦腰、月經失調、加速血液循環、降血壓。 ■紓解煩躁、心悸亢奮、失眠。 ■防老化、改善虛冷及婦女病等。	4隻手指抓住腳背，大拇指向下呈圈狀按摩數次。
補氣血，主治慢性病			
足三里	膝蓋偏外側下方凹陷約3吋寬處	■緩解呼吸道疾病。 ■消除失眠、高血壓、便祕、胸悶、生理痛及胃病、糖尿病引起的體虛。 ■促進血液循環、延緩老化、減輕憂鬱症、神經衰弱等症狀。	手指指腹向下圈狀按壓。

穴名	位置	功效	按摩方式
改善婦女病			
三陰交	內腳踝骨骼突出處上方約3吋（4指橫寬）骨骼後側邊緣	■改善月經不順、白帶、閉經、子宮下垂。 ■健胸、美膚、消小腹、改善水腫、下半身肥胖、調整荷爾蒙等。	手指指腹向下圈狀按壓。
增加血液循環			
血海	膝蓋骨內側邊緣往上2吋處	■改善月經不順、經痛、下腹悶痛。 ■改善肩膀酸痛、頭痛、貧血、陽萎。 ■減輕出汗、神經質、食慾不振、高血壓、耳鳴、便祕、易怒、記憶力衰退、頭痛、失眠等女性更年期症狀等。	手掌覆蓋膝上，豎起拇指，以拇指指腹向下圈狀按壓。
補腎、壯陽			
氣海	肚臍下方1吋半處	■改善女性生理痛、月經失調、經痛。 ■改善躁鬱、神經緊張。 ■改善陽萎早洩、遺精、腹痛、高血壓、失眠等。	手指指腹向下圈狀按壓。
關元	肚臍下方3吋處		
豐胸、美化胸形			
膻中	兩邊乳頭正中點與胸骨中線交接處	■改善胸悶、心悸、焦躁、歇斯底里。 ■豐胸、暢通乳腺等。	中指或拇指指腹向下圈狀按壓。
乳中	乳頭中央	■調經、豐胸等。	手指指腹向下圈狀按壓。
神封	左右乳頭連線中點，再向外側約兩吋距離	■減輕胸悶、頭痛、噁心、呼吸困難、豐胸、通乳等。	手指指腹向下圈狀按壓。

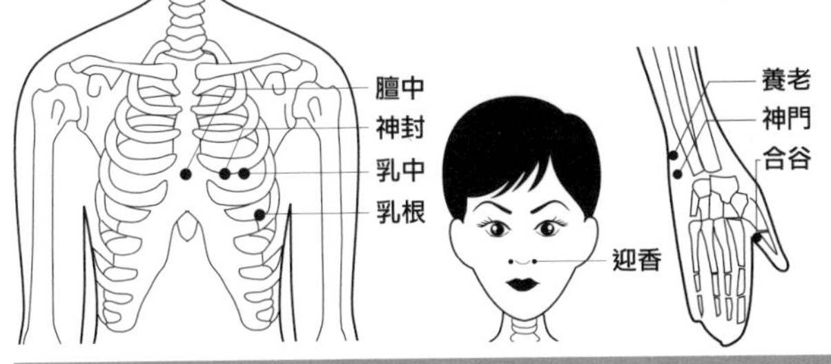

穴名	位置	功效	按摩方式
乳根	乳房下緣兩側第5、6根肋骨間左右各4吋外側處	■改善胸部疼痛、氣喘、心肌梗塞、健胸等。	手指指腹或指節向下圈狀按壓。
		皮膚問題	
合谷	手掌朝上，把拇指內側的橫紋，靠在另一隻手的拇指與食指連接處，順勢往手背按壓下去的地方就是合谷穴	■消除青春痘、改善眼袋、皮膚粗糙等。	拇指向下圈狀按壓4～5次。
迎香	鼻翼兩側凹陷處，法令紋附近	■改善眼睛疲勞、黑眼圈、氣色不佳、臉部浮腫等。	手指指腹或指節向下圈狀按壓，施力方向略往中央。
		失眠	
神門	手掌朝上，位於前臂靠小指側的手腕橫紋上	■減輕因焦慮、歇斯底里引起的心悸、失眠、疲倦、健忘等。	拇指指腹直接按壓約30秒。
		腰酸背痛	
養老	腕關節小指側骨頭突出處	■消除腰痛、肩背肘酸痛、抗老、活經脈等。	手指指腹或指節向下圈狀按壓。

資料提供／天主教耕莘醫院中醫科主任陳宇輝

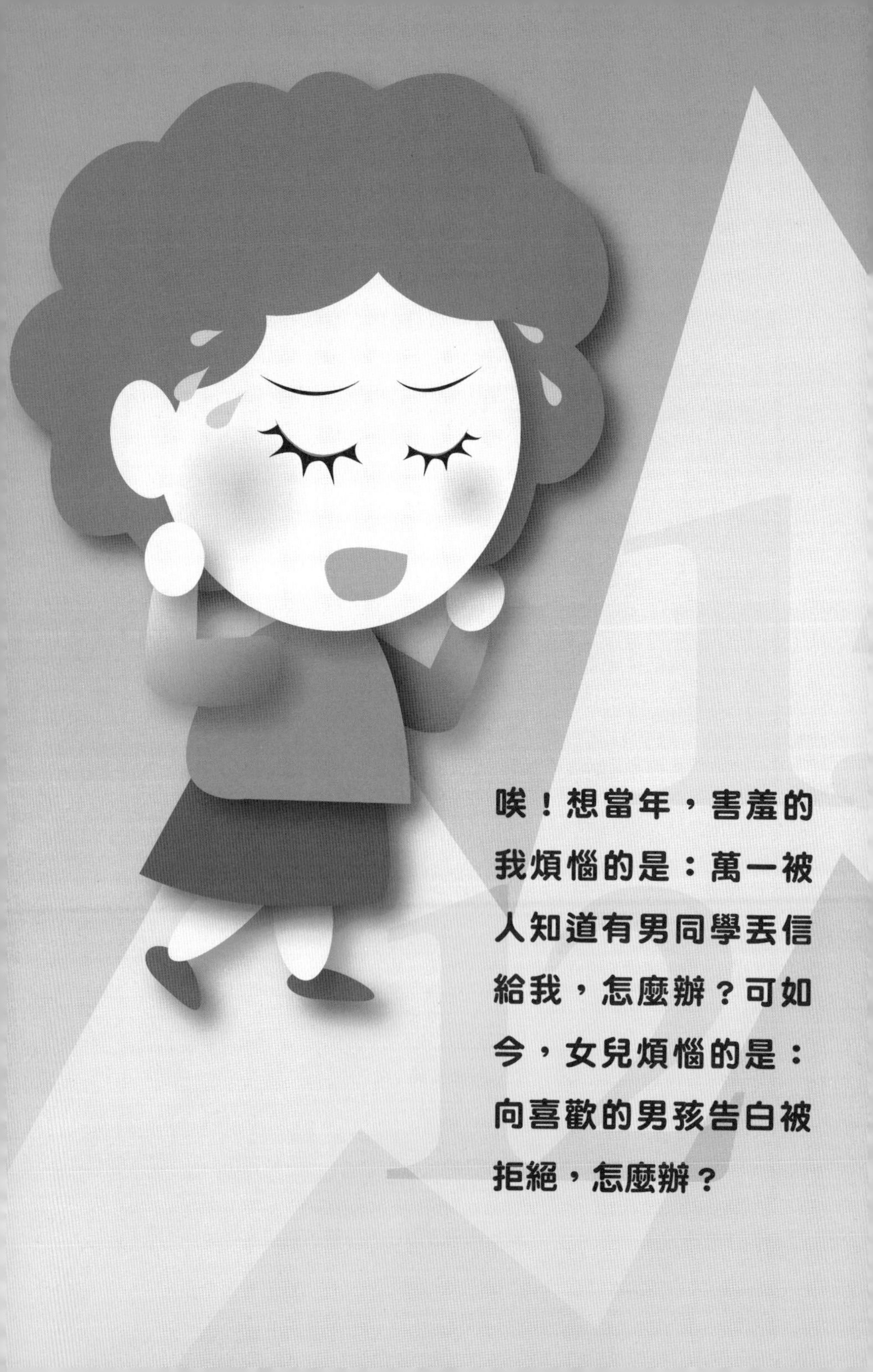
唉！想當年，害羞的我煩惱的是：萬一被人知道有男同學丟信給我，怎麼辦？可如今，女兒煩惱的是：向喜歡的男孩告白被拒絕，怎麼辦？

Chapter 3 扭轉兩代心結

媽媽真是大驚小怪，向喜歡的人告白有什麼不對？

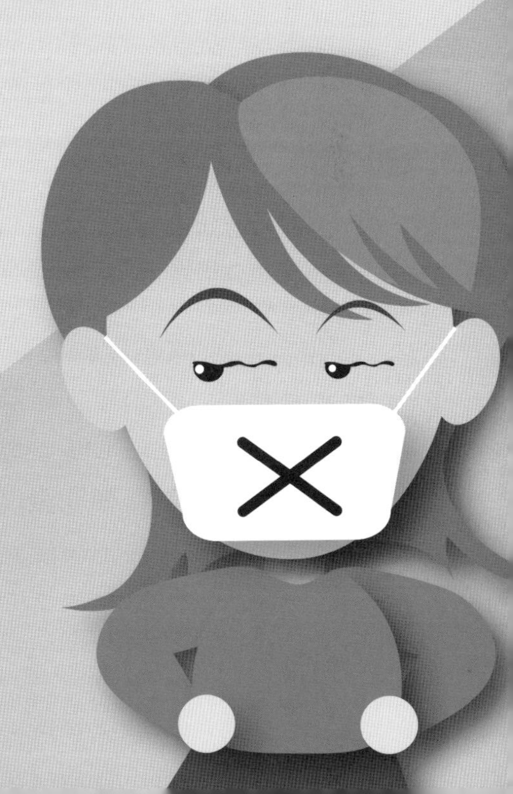

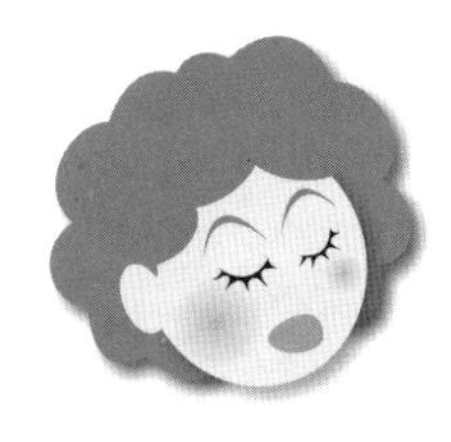

3-1
青春期的孩子多頑皮？

很多家長抱怨，只要到晚上，家裡就會上演一場「網路風暴」，常為了關掉電腦、不讓孩子上網，與孩子發生衝突、摩擦，該如何消除家中的「烏煙瘴氣」？

芳齡16的欣潔（化名），從小就長得高人一等，年紀輕輕便擁有174公分的身高，配上54公斤的體重，其實是「穠纖合度」的標準身材，但她卻一直認為自己太豐腴，總希望能再瘦一點，飲食習慣也從原本的「少吃一些」轉變成「吃得很少」，最後甚至一天吃不到兩口餅乾，只要吃東西就會想吐，連她自己也無力控制。

1年多來刻意減肥的結果，欣潔的體重從50公斤，一路下滑到45、35公斤，新陳代謝也跟著出狀況，「好朋友」半年沒來拜訪。因體重太輕，還得靠家人扶她到身心科求診，醫生驚訝地發現，連他的手臂都比欣潔的大腿來得粗，當時的她，瘦到彷彿只要一陣風，就會立即飄走一般。

國泰醫院身心科主治醫師吳東庭表示，像欣潔瘦到「皮包骨」的情況，臨床上診斷為「厭食症」，須透過抗憂鬱劑等藥物的相關治療，才能逐漸回復正常體重。

愈瘦愈美？小心「厭食症」上門

這幾年塑身風潮盛行，不僅大人積極尋覓瘦身之道，連尚在發育的青春期孩子，也耳濡目染不想讓自己變得「胖嘟嘟」，刻意節食，但過頭的結果，卻可能導致厭食症。

身心門診中不乏因不想吃東西，而被家人帶來求診的青少年患者。從門診經驗來看，女生罹患厭食症的比例約4～5%，男生則在1%以下。

林口長庚醫院精神科主治醫師蕭美君說明，「厭食症」好發於10～30歲的年輕族群，包括青少年在內，其中有九成病患為女性。這類病患常因擔心變胖而降低飲食意願，即使已瘦到標準體重以下，依舊覺得自己很胖，不願多吃東西，或在進食後，用催吐方式將東西吐得一乾二淨。

為何會罹患厭食症？目前病因尚未確定，但研究指出，可能與遭遇壓力事件、心理困擾、患者個性屬完美人格等因素有關，加上電視節目中的偶像明星總是骨瘦如柴，更易讓人誤認為「愈瘦愈美」，也使厭食症近年有增加趨勢；臨床上亦發現，厭食症患者有時會伴隨心理焦慮、憂鬱或情感壓抑等心理反應。

她也看過，青少年因親子關係不佳，罹患厭食症。青少年因媽媽管太多、太嚴而心生反感，認為自己唯一可掌控的事物就是飲食，藉由節食表達另一種形式的無聲抗議，久了便演變成厭食症。

令人擔憂的是，厭食症會造成患者體重減輕外，還會導致貧血、月經不來、重度營養不良等情形，危害生理健康，蕭美君建議，若父母發現家中孩子出現飲食習慣異常、體重直直落、月經連續三次沒來等症狀，就要多加留意，孩子是否已出現厭食症的徵兆。

七成青春期孩子有情緒困擾

還有哪些身心疾病困擾著青春期孩子？吳東庭表示，「青春期」正好是「兒童期」邁入「成年期」的「承先啟後期」，但現在小孩因為營養好，邁入青春期年齡也跟著提早；然而，生理發展比以前成熟，心理發展卻不見得跟得上生理變化的腳步，有些青少年即使外表像個小大人，但心智發展仍停留在小學生階段。

近幾年社會發展快速，價值觀愈來愈多元，許多事物的變化都快得讓人無法想像，這樣的環境下，容易讓部分人格尚在發展階段的青少年，感到無所適從，對於自我感到疑惑、未來感到茫然，衍生不少困擾，像飲食障礙，如暴食症、厭食症，及適應不良障礙、憂鬱症等。據吳東庭觀察，約有七成的青少年都有情緒困擾問題。

蕭美君也發現，這世代青少年對於青春期的想法，已經跟以前大不相同。比起自己青春期時的懵懵懂懂，現在青少年愈來愈注重容貌外表，例如：在意自己的身高有沒有比別人高、體重會不會比別人重。甚至會向父母抱怨，為何把他們生得不夠帥、不夠美。

不少青少年也開始「關心」生理器官的發育情況。男孩擔心自己的「小弟弟」發育是否「健全」；女孩在意胸部大小問題，希望胸部能「UP、UP」，從A罩杯飆升到B或C罩杯。

生理變化引起的情緒困擾外，令青少年感到內心煩惱的還有親子溝通、同儕相處、環境適應、學業成績等問題。以「學業成績」來說，蕭美君門診中，就有很多在班上名列前茅的優秀學生求診，雖然成績很好，但只要沒考到理想分數，就開始有頭痛、焦慮，晚上失眠等症狀。對此，她建議看醫生外，學生還可求助學校輔導系統，透過性向測驗認識自我，從中找到改善之道。

網路成癮少年愈來愈多

近年，門診中新增了因「網路上癮」前來求診的個案。蕭美君表示，愈來愈多青少年無法適應真實世界，投入網路虛擬世界中，久了便形成「網路上癮」。

例如：在時下盛行的網路遊戲中，青少年可透過虛擬的電玩帝國，扮演一位統領上千位士兵、呼風喚雨的大將軍，但現實世界裡，他可能是學業成績敬陪末座、不被父母讚美，不被老師、同學認同的鬱卒少年。

蕭美君說，這是讓人憂心的新興社會現象，當愈來愈多青少年把「自尊」寄託在網路中，從虛擬世界尋求慰藉與滿足時，也可能意味著現實世界中有不少青少年，心理層面其實很空虛。雖然網路成癮的人數比例未有確切統計，但青少年網路成癮的比例確實在增加中。

為治療新興的「網路成癮症」，國內已經有醫院設立青少年網路成癮門診，北京也有醫院開設相關門診。顯示青少年的網路成癮不單只在台灣看得到，而是世界各國愈來愈常見的情況。

如何判斷孩子患有網路成癮症？目前臨床上的診斷標準有以下3種，包括：1.一星期上網40個小時以上；2.只要2、3天沒碰電腦，就渾身不對勁；3.想戒卻戒不掉，例如：孩子原本告訴自己只要上網2小時就好，仍不由自主愈玩愈久、無法自拔。

由於整天「掛」在網路上，也導致許多青少年睡眠不足，隔天爬不起來、上課無精打采，讓父母看了很生氣。很多家長帶孩子求診時常抱怨，只要到晚上，家裡就會上演一場「網路風暴」，往往為了關掉電腦、不讓孩子上網，與孩子發生衝突、摩擦，造成親子溝通失調，家裡也常「烏煙瘴氣」。

「不典型憂鬱症」困擾孩子身心

「憂鬱症」也是許多父母應多留意的青少年身心疾病之一。吳東庭舉出，當親子溝通、同儕相處、環境適應、學業成績等層面衍生的困擾，讓青少年備感壓力、不堪負荷時，便可能導致憂鬱症，罹患比例約10～20%，其中女生的比例又比男生高約2～3倍。

近年經濟不景氣，造成許多身兼家計重擔的爸爸，一夕間「中年失業」，家庭面臨斷炊，這種突如其來的轉變，也讓部分青少年因擔憂家裡經濟而導致憂鬱症。

這種好發於青少年的憂鬱症，在醫學上稱為「不典型憂鬱症」，所出現的身心症狀與我們一般常聽到的「典型憂鬱症」，如吃少睡少、體重減輕等症狀不太一樣，罹患不典型憂鬱症的青少年會有心情容易煩躁激動、吃多睡多等症狀出現。此外，也會出現與典型憂鬱症相同的症狀，包括對許多事物興趣缺缺、提不起勁；思考與行為變得懶散；覺得身體沉重等。

由於罹患憂鬱症的青少年會出現心情煩躁、激動等症狀，也讓父母認為這是青春期孩子容易產生的「叛逆」性格，忽略可能是「憂鬱症」，延誤治療時機。

從三種「行為徵兆」發現

青少年憂鬱症可從三種「行為徵兆」看出端倪，1.孩子拒絕上學或不願意上學、2.濫用菸酒藥物、3.出現不適當行為，如違反校規等。

這三種行為常被父母、老師認為是行為偏差、行為叛逆的舉動，不易察覺是罹患「不典型憂鬱症」。蕭美君提醒父母師長，當孩子出現這三種行為徵兆時，要注意孩子是否已有憂鬱症的症狀；尤其當孩子「拒絕上學」時，就須特別留意，因為很多罹患憂鬱症的孩子拒絕上學，是因憂鬱症讓孩子對很多事提不起勁，也讓孩子覺得上學是沒有意義的事，衍生「拒學」心理。門診中也常看到，罹患憂鬱症的學生無法繼續唸書，必須暫時中斷學業，把憂鬱症治療好。

她提出美國曾做過的一項統計，使用禁藥的青少年中，高達八成的青少年罹患憂鬱症；進一步分析，可能是因患有憂鬱症的青少年，希望透過藥物提振低潮情緒。故父母若發現孩子吸食禁藥，別急著生氣跳腳，先找出原因為何。

培養孩子獨立思考

至於青春期的「叛逆」，蕭美君表示，很多父母焦慮孩子青春期後變得叛逆、不聽話，無法理解為何孩子變了個樣，不再像以前那樣，會拉著媽媽的手訴說心事、抱著爸爸說「我愛您」。

然而，在她看來，「適當的叛逆」是需要的，有助於孩子尋找自我、學習獨立。青春期正是孩子尋求自我認同、渴望獨立的情緒變化時期，如果孩子太過「乖乖牌」、「百依百順」，容易養成日後無法獨立自主、離不開父母的個性，導致很多事沒有父母在旁邊，就不敢放手去做。

（採訪整理／羅智華）

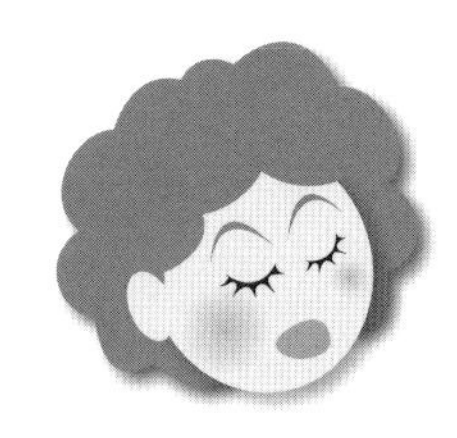

3-2 更年期的媽媽多壓抑？

分屬不同世代的更年期媽媽與青春期孩子，恰好都面臨人生階段的身心變化。聰明的媽媽們，該如何面對因荷爾蒙變化的焦慮感，與青春期的孩子的「情緒狂飆期」？

很多媽媽因擔心孩子學壞，變得更焦慮，想管得更多；孩子也因媽媽過度「關心」，產生反感，造成親子間劍拔弩張的對立情況，彼此情緒困擾也跟著增加。因此，門診中常見更年期媽媽，帶著青春期孩子一起到醫院求診，形成「親子共診」的畫面。

令林口長庚醫院精神科主治醫師蕭美君印象深刻的是，曾有一對進入更年期與青春期的母女來看診；媽媽是明星小學老師，女兒就讀國中資優班，爸爸則是公司大老闆，雖然家庭環境優渥，但母女兩人卻都不快樂。

媽媽因原本就易焦慮，加上家族遺傳，進入更年期後罹患憂鬱症；女兒則因不喜歡父母管太多，常與媽媽頂嘴，親子間摩擦不斷，也讓她常陷入低潮情緒，家裡長期處於低氣壓中。媽媽每次來求診，只要談起女兒，忍不住眼淚直流，心情也更焦慮。

不是每個更年期婦女都會身心不適

國泰醫院身心科主治醫師吳東庭分析，更年期婦女最常見的困擾是生理變化，加上焦慮、憂鬱情緒形成的「身心症」。

但也常有更年期婦女將焦慮情緒放大，誤以為罹患憂鬱症而前來求診。他解釋，這是因身心症與憂鬱症有部分症狀類似，造成兩者間不易區分，一般人容易混淆。

蕭美君指出，由於荷爾蒙減少，部分婦女在進入更年期時會產生一些身心變化，平均每10位當中，出現面潮紅、失眠等症狀有6～7位，焦慮等情緒困擾的身心症約3位，出現中重度憂鬱症狀，需接受抗憂鬱劑等藥物治療，則是1位左右。

統計發現，台灣婦女的更年期年齡近年有提早現象，從早年的51歲提前到約49.8歲。不少婦女會在更年期前，約42、43歲出現焦慮、憂鬱症狀。在門診中，也曾有39歲的婦女，出現更年期身心症狀而來求診。她表示，當婦女有更年期症狀，一開始可先看婦產科，若出現失眠、焦慮等情緒困擾，再找身心科看診。

如何判斷是身心症還是憂鬱症？

如何判斷自己是更年期身心症還是憂鬱症？由於重度身心症可能導致憂鬱症，他建議，更年期婦女可多觀察自己平日的身心變化。

如果發現身心症狀已影響到生活起居，例如：無法好好做家事或工作，或對於許多事物都提不起勁、興趣缺缺，就要注意是否出現憂鬱症症狀。若想正確區分，還需透過醫生的專業診斷較可靠。

許多人總把更年期與憂鬱症畫上等號，蕭美君反應，嚴格來說，醫學上並沒有所謂的「更年期憂鬱症」，更年期只能算是引發憂鬱症的危險期。

40歲是女性憂鬱症高峰期

那麼什麼樣的人容易罹患憂鬱症？根據流行病學研究，女性得憂鬱症的比例是男性的2倍，而40歲是女性罹患憂鬱症的高峰期；在國內，約有10～25%的女性可能罹患憂鬱症；男性則為5～12%。

蕭美君指出，憂鬱症屬於遺傳性疾病，家族中有人罹患憂鬱症，或年輕時曾罹患憂鬱症但未痊癒，及個性本身容易焦慮，常把小問題放大來看、陷入負面思考的婦女，都可能在步入更年期時，引發憂鬱症。

談到「遺傳」，她提醒，其實有些精神疾病也會「世代相傳」，不只媽媽要留意，孩子也要注意，如精神分裂症、躁鬱症、強迫症、恐慌症等。目前臨床上多採取藥物治療，如憂鬱症可用抗憂鬱劑治療、躁鬱症則用情緒穩定劑治療。

上有公婆，下有子女，台灣婦女成了「三明治」

儘管更年期不能和憂鬱症畫上等號，但蕭美君在門診中也觀察到因情緒憂鬱、身心症，前來求診的婦女比例，近年有增加趨勢。她說，相較於國外的更年期婦女，國內婦女承受著更多壓力，不只上有高齡公婆要奉養、下還有青春期子女要照護，讓許多婦女成了夾在中間的「三明治」族群。

根據醫院內部所做的觀察，很多已婚婦女出現焦慮情緒的原因，還包括養育子女的生活壓力與親子溝通不良的問題。

此外，這幾年兩岸間的頻繁交流，不只讓許多公司行號擁有無限「商機」，也讓台灣婦女婚姻浮現「危機」，許多台商妻子在照顧家庭之餘，還得擔憂在大陸經商的老公，會不會在對岸拈花惹草、包二奶。面臨多重壓力下，許多更年期婦女內心更加「五味雜陳」。

正面迎接青春期的孩子

如此看來，無論是「青春期」的少男少女，或是「更年期」的婆婆媽媽，似乎都各有一本「難唸的經」。對此，蕭美君認為，其實大家不用那麼焦慮，可用更樂觀的態度來看待這兩個人生轉變期。

即使已出現情緒困擾或精神疾病，也並非只能借助藥物治療，例如：近年國內外也開始出現「藝術治療」、「音樂治療」、「舞蹈治療」等多元方式，像透過捏陶土、唱歌、繪畫等藝術治療，讓患者從創作中找到情緒出口，或從手舞足蹈中來釋放身心壓力。

面對兩代間的親子溝通問題，本身也是媽媽的蕭美君建議父母，對於青春期孩子，家長要懂得「適度放手」，給予發展空間，避免用「命令式」口吻，嘗試用朋友立場與孩子溝通，傾聽孩子的「心裡話」。

對於進入更年期婦女，她則建議多往正向思考，不要將更年期看成「老化期」，而是視為「成長期」；因這時期的婦女比年輕人更累積了許多人生智慧與成熟態度；她相信，只要心態正確、樂觀思考，更年期婦女也能成為健康有自信的「黃金女郎」！

（採訪整理／羅智華）

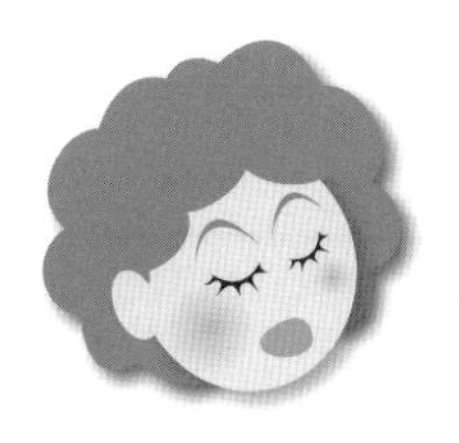

3-3 代溝一定存在嗎？

青少年在網路上遇到一群不明背景的人，談沒幾回就以「公」（老公）、「婆」（老婆）相稱，甚至相約見面、談戀愛。整個前後的發展，父母完全無法掌控，如何從旁協助孩子？

年頭變了，親子間的關係雖然沒變，但外在環境的改變，卻大大影響親子間彼此對待的型態和相處方式。

政治大學教育系教授王鍾和說，這一代父母所經歷的，正好是台灣最劇烈變化的50年，不論經濟環境或社會價值觀，都呈現紛亂多元的樣貌。偏偏這10幾年間，也正好是有線電視、影音設備、電腦及網路科技最爆炸性發展的階段。

整個外在環境充斥著浮動、不安、跳躍、絢麗的訊息，不但拉大上下兩代對人事物看法的距離，也使親子關係充滿更多挑戰。

父母親扮演跨越代溝的角色

當家庭中一向扮演穩定力量的「媽媽」，隨著生命歷程逐漸到退休、更年期、老化、病痛，甚至出現心悸、面潮紅、盜汗、疲倦等更年期現象，青春期子女卻總是狀況百出，說一句頂九句，那種五味雜陳的傷心和傷神，確實不容易輕易度過。

年近40歲的媽媽，王鍾和建議，應更敏感地知道自己是否進入更年期，因為當身心出狀況時，挫折的忍受度會降低，對外在的刺激也會變得敏感，往往一點小事就會大發雷霆或神經質，相對破壞與青春期子女的感情。

更重要的，千萬不要挾「更年期」要脅「青春期」，因這兩個階段，一個轉大人，一個轉老人，都是生命歷程中最不好受的過程，親子雙方若不能互相疼惜，至少做到不互相傷害，絕不能任性發洩情緒，把生理上的不適，轉為行為上的攻擊，留下難以抹滅的刻痕。

國立台北教育大學護理老師詹秋薇也指出，親子之間至少有20幾年的差異，加上成長背景不同，解讀事情的角度也不同，難免會有代溝。但她從教育及實務經驗中發現，代溝雖然存在，卻不一定會產生問題，只要父母親願意扮演跨越代溝的角色，就能在溝上鋪出一條康莊大道。

子女陪我去玩，那種感覺真享受

「孩子是被動地來到這個世界，他沒有選擇權，我們是成人，應該多做一點。」詹秋薇表示，作父母要有心理準備，除了願意花18年的時間照顧孩子，更要在子女成年以前，站在主導的地位，樂於自我成長與學習，教養孩子從懵懂無知，逐漸轉型為勇於負責的成人。

詹秋薇認為，人與人的關係是互動的結果，當子女需要媽媽時，母親願意真誠陪伴，孩子是感受得到的。她在孩子小的時候，辭職在家當全職家庭主婦，陪伴他們順利步上軌道，40歲才二度就業，如今孩子一個27歲，另一個25歲，和她的關係還是很親密。

像一般媽媽常抱怨：「孩子都不喜歡跟我們外出」，絕對不會出現在詹秋薇家中。「小時候，我陪他們去看海豚表演，如今換他們陪我出去玩，還鼓勵我玩較刺激冒險的遊樂設施，那種感覺真的很值得。」她對孩子的回餽，點點滴滴都覺得是享受。

孩子的難題，和自己當年的問題完全不同

孩子需要教導，但父母親更需要被教育。詹秋薇坦言，「大多數人是當了父母，才學作父母。這其中，有些人靠老人家的經驗來教，有些人是聽別人怎麼說，加

上自己摸索來做父母，但面對社會的劇變，光靠這些還不夠。」她認為，父母也要與時俱進，才能建立和孩子對話的平台。

溝通的第一個動作就是傾聽，瞭解其情緒，不要急著給孩子建議、批評。「很多媽媽真的很忙，孩子一邊講，媽媽一邊工作，結果孩子發現媽媽不專心，就不太想講了。」她表示，青春期孩子非常敏感，也在意是不是被尊重，所以最理想的情況是：媽媽暫時放下手邊的工作，眼睛和孩子水平相視，專心地聆聽孩子說話。「孩子也許不需要你給他建議，只要你傾聽、接納、瞭解他的事情和情緒。總之，讓他覺得：媽媽願意和我在一起。」

臺北市家長協會理事林美江也說，現代媽媽對「更年期」和「青春期」多少都有認知，出現手足無措的情況較不常見，但不少媽媽並沒有意識到：現在的社會和過去大不相同，孩子如今面對的難題和考驗，和自己當年遇到的問題及情況完全不同！

舉例來說，過去男女交往，相識的管道很單純，彼此的背景略有所知，相處過程也有一定的順序和發展；但現在的青少年，可能在網路上遇到一些或一群完全不明背景的人，MSN上談個幾回，就彼此以「公」（老公）、「婆」（老婆）相稱，甚至相約見面。整個前後的發展，父母完全無法掌控，遑論能從旁協助？

另一方面，這一代父母和上一代父母，具備的「條件」大不相同，這一代父母都擁有中學以上的知識，不但經濟能力提升，學習能力也遠較上一輩父母高，只要有心，很容易就能找到實用方法。再者，目前外在環境提供更多教養資源，家長只要願意開口，或花點錢去上課，總能找到幫手或諮商對象。

整體來看，當孩子進入青春期，兩代難免觀點不同，但所上演的曲目，不再是「悲情媽媽vs.叛逆青少年」，而是「辣媽vs.酷少」的成分居多！

（採訪整理／張慧心、李松齡）

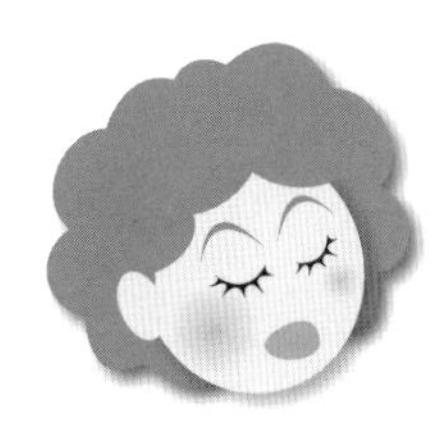

3-4 傾聽媽媽與孩子的內心話

石媽媽只是開口要求工作的女兒，每月拿一萬元回家就好，女兒竟言明將來得「零存整付」還給她……你家的小孩跟你觀念大不同嗎？先聽聽媽媽、孩子怎麼說？

社會快速轉變，更年期婦女雖曾經歷過青春期，但和現今正值青少年所經歷的青春期，可謂是天壤之別。

更年期媽媽陳玉女：瞭解女兒喜歡類型，趁機「機會教育」。

「唉！想當年，我們煩惱的是：萬一被同學知道有男同學丟信給我，怎麼辦？可如今女兒煩惱的卻是：向喜歡的男孩告白被拒絕，怎麼辦？」女兒就讀國三的陳玉女忍不住搖頭，一方面震驚早熟的女兒敢於熱情表達，另一方面也佩服女兒告白受挫後，沒1星期就開開心心唱歌、吃零食。

不過陳玉女很慶幸女兒願意和她聊天，像女兒討厭時髦俊美型的男孩，喜歡爵士鋼琴家邁可森、又酷又有才華型的男孩，多少讓她嗅出女兒喜歡的對象類型，當母女有機會討論那種男孩才是「好對象」時，她就會趁機說：「千萬不要找浪子型的酷男，因為那種男孩的感情很難定下來，容易讓女孩落淚。」

更年期媽媽石順美：
女兒跟我談條件，得「零存整付」還她家用錢。

任職於報社美編的石順美感嘆，當年自己在畢業後，所賺的錢都交給媽媽，需要用錢時，再向媽媽領零用錢，本想「風水輪流轉」，總算可以享受即將大學畢業的女兒孝順和回餽。

沒想到她才開口要求，每個月「只拿」一萬元回家就好，女兒竟然嘴嘟得高高，抱怨自己花不夠，父母還要「抽稅」，末了，還和她談條件，言明只是請媽媽替她保管，將來她出國或出嫁時，媽媽就得「零存整付」還給她，讓石順美聽得瞠目結舌，唏嘘不已。

更年期媽媽林美江：
孩子不知感恩，氣得想打她一頓。

臺北市家長協會理事林美江有三個寶貝，大女兒和老三都是所謂的「磨娘精」、「過動兒」，老二則近乎自閉，三個孩子被長輩寵得一點委曲都不能受，讓她在教養孩子的過程費盡心思，視所有的挑戰為「功課」。

林美江坦言，自己從小因媽媽重男輕女，受盡委曲和不平等待遇，後來還因大學聯考失利，自覺失去活著的意義而曾服藥自盡。

所以婚後她時常提醒自己：「千萬不能重男輕女」，因為這不但委曲女兒，也會把兒子寵壞。「青少年是人生定位的關鍵時期，要讓孩子的人生有意義，先讓他覺得：我來這世上是受歡迎的。」

當母親進入更年期時，爸爸剛好經商失敗又背書，林美江知道此後不但要靠自己，妹妹也要依靠她，便一肩扛起全家家務，由怨恨、諒解、包容，到做媽媽的幫手，立下志願不再讓媽媽傷心，讓媽媽知道「女生不輸男生」，結果她真的做到了。

但當大女兒步入青春期時，林美江卻覺得孩子不知感恩，曾有次氣得想打她一頓。

「那有這樣的，住校回到家，從校長罵到工友，每個同學、每位老師都被她罵光了，真是豈有此理。」後來她同理女兒的心情，在外讀書有很多困難需要自己解決，才找出開導她的方法。

更年期媽媽胡美幸：

有時真想讓他出去吃吃苦頭！

無獨有偶，任職廣告公司的胡美幸，對於兒子上大學後的言行，愈來愈不能忍耐。「他是獨子，也是獨孫，全家人難免把關注的焦點放在他身上，沒想到他竟然因我叨念他太晚回家，沒畢業就吵著要搬出去。」她不悅地表示：「有時真想讓他出去吃吃苦頭，才知道『在家千日好，出門處處難』！」沒想到有次不經意脫口，兒子竟然說：「如果不是怕你們難過，我早搬出去了！」

胡美幸嘆氣，過去兒子很貼心，但打工後交了女朋友，下班兩人還要去約會，時間一拖就過了11點，家中的奶奶、爸媽當然很擔心，一人打兩通電話問他何時回家，孩子就不耐煩了，直嚷嚷：「整天接你們的電話，我要不要做事！」讓人聽了實在心寒。

更年期媽媽汪詠黛：

孩子故意說髒話，媽媽猛掉眼淚。

「被嗆聲不算什麼，如果孩子故意對媽媽說髒話，那才真的讓人恨不得想把他掐死！」親子、兩性專欄作家汪詠黛坦言，曾在對孩子軟硬兼施皆無效的情況下，苦不堪言。汪詠黛形容兩個兒子，老大是標準的獅子座，老二則是溫馴的小白兔。偏偏老大很早熟，小學五、六年級就進入青春期，一直到高中畢業這8年，讓她不知流了多少眼淚。

「國中三年最辛苦！集所有叛逆言行，都在這時強烈爆發。」汪詠黛一直謹慎地公平對待兩個兒子，但老大調皮、敏感，永遠都覺得媽媽比較疼弟弟。此外，兒子想當頭，常常我行我素、自以為是，勸也勸不聽，惹了禍，她就得出面陪罪道歉，過程苦不堪言。

最傷人的是，她最討厭別人說髒話、罵三字經，兒子知道她的痛腳，就專踩這塊「地雷」，國中三年說了3年髒話。讓汪詠黛花許多時間，學習克制自己的情緒，不被兒子激怒。「一氣就不能跟他溝通，當然要控制情緒。」她自勉：「雖然我進入更年期，他碰到青春期，但我比他大，智慧當然也要比他多。」

青春期孩子胡企祥：
大人死愛面子，不講道理。

媽媽的悲情雖然值得同情，但站在急於站穩「大人」角色的青春期孩子立場，也有滿肚子的話要說。

今年剛上大學胡企祥認為，有時大人明明說得不對，卻不准孩子反駁或更正，根本就是「死愛面子，不講道理」。「我媽唱卡拉OK吵到鄰居，鄰居上門抗議，她竟說是我姊唱得太大聲，真的很會推責任，亂丟臉的。大人有自尊，小孩就沒有自尊嗎？」

青春期孩子祐祐：
我已經長大，給我打理自己的機會。

高中生祐祐表示，青少年已長大，不再是需要父母整天擔心的5歲小孩，就算不能完全放任不管，至少應給孩子打理自己的機會。「有時明明想睡了，媽媽還一直問，數學考得怎麼樣、功課有沒有進步、怎麼穿這種衣服、為什麼晚上不早點睡早上爬不起來、零用錢有沒有亂花……問得人心浮氣躁，口氣不知不覺變差。」

青春期孩子阿Sam：
我只是重視朋友，但父母偏偏不接受！

成長於單親家庭的阿Sam說：「國高中生一天1/3的時間都在學校，甚至還要上補習班或家教，與同學相處的時間非常長，通常比較重視朋友，但很多父母偏偏不接受。」他指出，青少年多半認為，同儕最能瞭解彼此間的想法，所以較私密的問題不會向父母提，只會跟朋友透露，但這似乎是踩到父母的痛腳，往往讓父母受不了。

青春期孩子吳少卯：
父母問我問題，我常不知如何回答！

除了看不慣大人言行不一，更年期父母與青少年關注的焦點，往往南轅北轍，雙方談起話來常是雞同鴨講。

「父母問我問題，我常不知該如何回答！」就讀高三的吳少卯說，媽媽常問他同學讀書、補習的事，「問題是，大家平常都是讀自己的，誰知道同學補什麼？」

吳少卯讀大三的哥哥，常假日都不在家，媽媽看不到哥哥，就在他耳邊東唸西唸，讓他覺得很煩。「我們都沒反對大人假日賴床，為什麼大人不准我們假日和朋友出去玩？」他覺得哥哥和同學出去玩沒有什麼不對，唯一過分的是，哥哥太會花錢了，難怪媽媽唸個不停。

青春期孩子周願鈞：
希望媽媽淡淡提醒我，下次別忘了……

早晨常因來不及起床，沒洗臉的高一生周願鈞，最不喜歡媽媽一直追問他：「你為什麼不洗臉？你怎麼受得了？你不知道這樣很髒嗎？」

周願鈞說，沒洗臉最大的理由就是「忘了！」，忘了就是忘了，有什麼好一問再問？他不能理解大人的大驚小怪，也覺得媽媽的疑問很奇怪，他一個也答不上來。

「我比較希望媽媽淡淡提醒我：下次別忘了，才能給女生好印象！」他表示，建設性的提議，更能有效提醒青少年每天早起1分鐘，完成洗臉的動作。

此外，對於同樣的疑問及教導，很多父母往往為了「確認」，會再三詢問及提示孩子，脾氣好一點的孩子，也許行禮如儀地點頭稱是，較沒耐性的孩子，可能就會不客氣地提醒父母：「這句話我聽過5次了！」言下之意就是：「你不要再囉嗦了好不好？」

青春期孩子阿盧：
父母管太多，別讓父母知道就好了！

有些孩子善用「息事寧人」的方式對付父母。尤其當父母問他：「今天過得怎麼樣？」或「最近在學校好不好？」孩子即使早上被老師叮得滿頭包，或和同學發生不愉快的事，還是會忙不迭地對父母說：「沒事！沒事！」或「很好呀！沒什麼特別的。」以免父母熱心介入，讓事情變得更複雜，甚至落井下石，海K他一頓。

就讀高三的阿盧坦言，父母有時真的管太多，像交女朋友這種事，很多父母都不准。但除了少數孩子順從聽話外，大多數青少年的想法是：偷偷交，不公開，別讓父母知道就好了！「其實孩子不是故意忽視大人的意見，可是大人常常不講理，卻要我們聽話，所以我們只好不理大人說什麼，或私下偷偷做。」

究竟有那些事，使青少年覺得「大人不講理」？答案是：大人囉嗦罵人時，小孩不能頂嘴、對功課的要求超高標準、限制子女交朋友或作息方式、喜歡翻舊帳、對孩子想買的東西持反對意見、道理講不過就說「別忘了是我在養你」、自己做不到，卻要求小孩要做到……都讓他們心裡很不開心。

不開心歸不開心，多數青少年可是標準的「父母心理學家」，非常清楚如何和父母應對，便能相安無事！「我做不到的事，通常會直接說『我盡量啦』，不會亂開支票給父母期望，免得日後做不到，罪加一等；至於大人不給買的東西，我就慢慢磨，或是和大人談條件，只要我成績好、磨到父母失去耐性，總能實現心願。」

青春期孩子葉珍霓：

期望父母能誠懇告誡，不要光耍手段要脅孩子。

很多大人不喜歡孩子打電動、迷網咖，或參加同人活動，但就讀高二的葉珍霓認為，拜網路之賜，現代年輕人懂的事情，說不定比父母還多，大人如果老愛「倚老賣老」，孩子怎麼會服氣？她表示，有時看到大人不懂還硬拗，做錯還死不認錯，實在又氣又不恥。

她也討厭大人老愛說些「根本做不到」的事，像是葉珍霓開貿易公司的媽媽，一生氣就對三個女兒大吼：「妳們通通給我滾出去！」，葉珍霓形容：「聽到這句話，我姐姐早麻痺了，轉身進房間不理我媽；我妹妹會被嚇到哭著說『不要！不要！』我是立刻進房間收拾行李，走就走！反而網友那麼多，還怕沒地方住。」

問題是，當她提著行李出門時，媽媽又會生氣、哭鬧，弄得家裡氣氛超尷尬。「明明就不要我們走，幹嘛口氣那麼硬？結果想盡辦法擋在門口，場面實在很難看！」她表示，早看破父母的招術，不會被嚇到，所以期望父母能誠懇告誡，不要光耍手段要脅孩子。

（採訪整理／張慧心、李松齡）

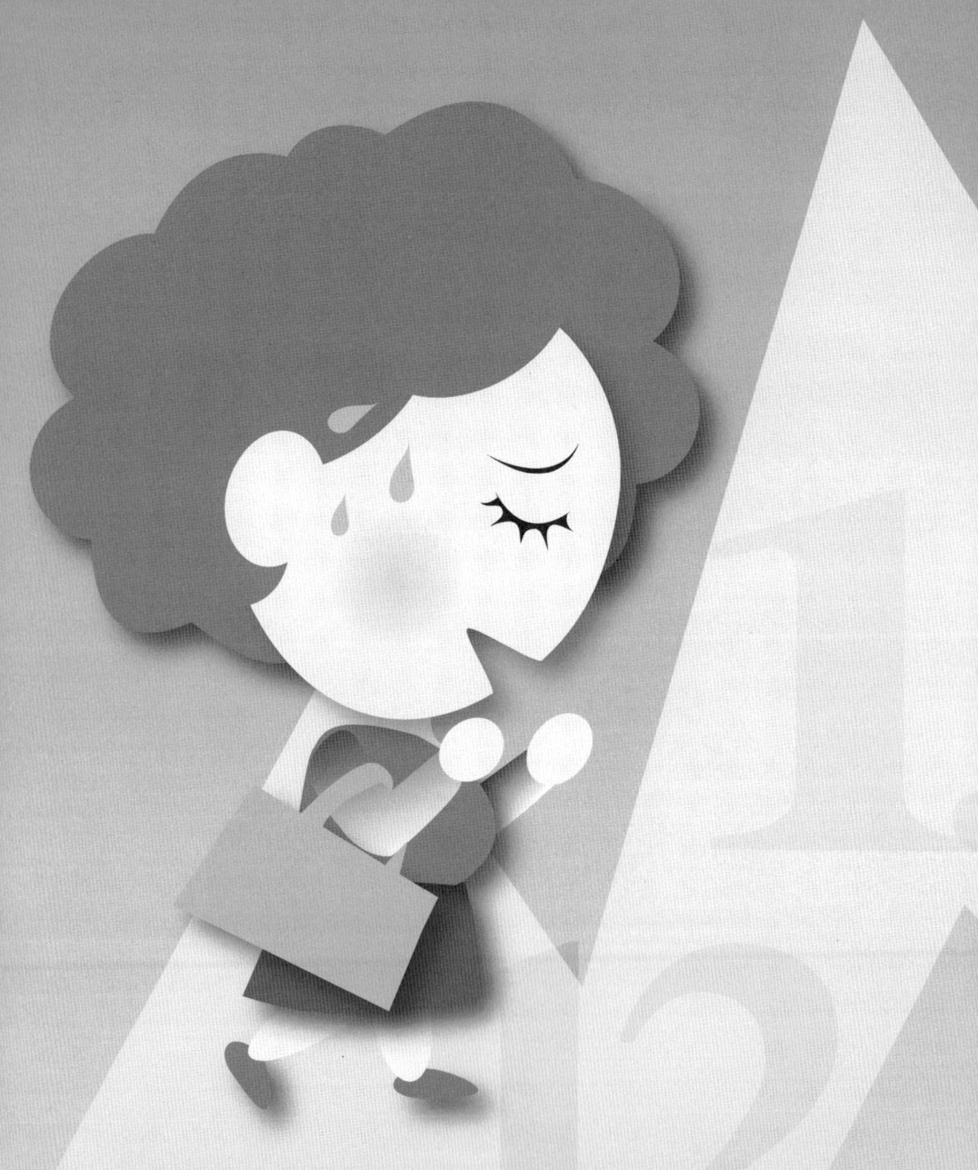

到底我要怎麼做，老公、孩子才會主動把事情做好，多「體貼」我一點？

Chapter 4
生活實戰

我想做我自己，不想總是順著爸媽的意思走，因為我和他們不一樣，我已經長大了，他們沒發現嗎？

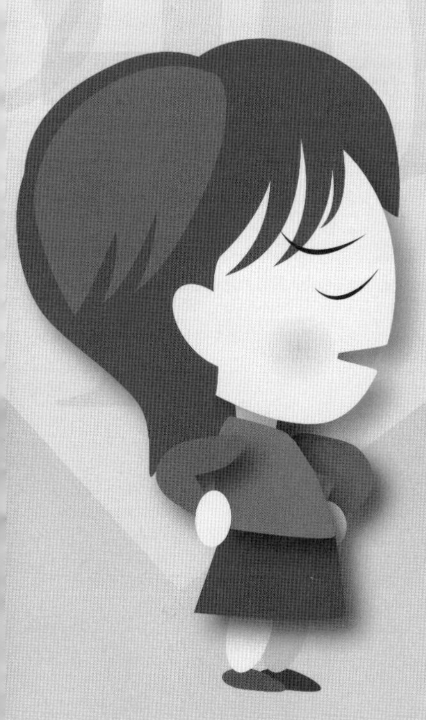

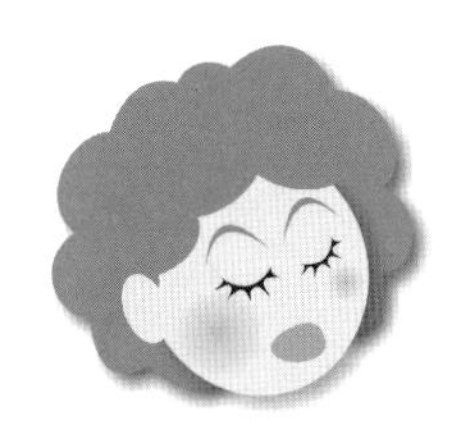

4-1
讓他學習獨立成長

一位媽媽曾偷窺兒子在房間做什麼，結果發現他在偷看漫畫，好笑的是，兒子還以輔導老師的口吻，對她說：「媽，很多事可以好好談，何必用偷窺的？」你也曾想多瞭解孩子，不知該用什麼方法嗎？

更年期婦女身心有許多無法調適之處，過程當然相當辛苦。但大人還是大人，更年期婦女仍需替孩子著想：青春期就像更年期，有時心情突然掉入谷底、有時會想哭、有時身體莫名其妙躁熱、有時累得提不起勁、有時說話很衝，反正一切都調和不好，一旦想到這些，相信孩子不會再覺得媽媽怪裡怪氣，媽媽也不會覺得孩子不講道理。

有事忙碌，提供孩子成長機會

擔任慈濟功德會懿德媽媽多年的林桂慧，鼓勵婦女朋友邁入更年期之前，不妨先安排好自己的生活，分散注意力，別把所有焦點集中在身體的不舒服，及孩子的叛逆、課業表現上，免得情緒無法抒發，小情緒累積成大情緒，反倒攪亂家中的氣氛，影響全家人的互動。

再者，青春期的孩子容易受外界影響。媽媽情緒不穩，目光全集中在自己身上，孩子會備感壓力，情緒也會變得不穩。相對的，如果媽媽能把自己安排好，心情有所寄託，孩子看在眼裡、聽在耳裡，不但覺得放心，甚至會有身心休息的感覺。

在外有事忙碌，也等於提供孩子成長的機會，舉例來說，媽媽外出時，孩子必須練習使用電鍋，把事先準備好的菜餚熱來吃。不但可以練習安全使用家電，同時也能學習自己吃飯，訓練獨立。

媽媽的意見不是為反對而反對

林桂慧說：「與其氣急敗壞要孩子節省，不如換個角度，讓他們知道非洲有許多孩子，一輩子都沒法得到一餐溫飽。」其實，網路上常有小孩在垃圾堆挖東西吃、各地災民無食物可吃的故事，用這些真實故事來啟發孩子的憐憫心，孩子慢慢就能控制自己的物質欲望。

花蓮教育大學幼教系兼任講師敖韻玲也認同，「用孩子可以接受的方式，找出他想做的原因，親子一同去做，然後給建議、教他，孩子才會漸漸覺得媽媽的意見不是——為反對而反對。」

女兒國一時，有位男同學要轉學，送女兒一條金項鍊，她與先生都覺得禮物太貴重，建議退回，但可以邀請那位同學吃麥當勞，也歡迎其他同學作陪。後來在女兒選擇下，父母及弟弟也一起同行，但坐在稍遠處用餐，一同留下美好的回憶。

「孩子必須活出自己的生命，所以面對他的生命、他的生活，一定要用他的作法給他協助，不是用大人的價值觀，命令孩子照著做。」她說，依此原則，青春期的任何問題都能解決，反之用強迫的，一定會出事。

「媽，何必用偷窺的？」

板橋國中總務主任吳美嬌，曾和國三孩子有過精采的交手經驗。當時孩子在和室讀書，靜悄悄好久沒聲音，她心存懷疑地在和室外面偷窺，發現兒子表面上在看書，其實書本下藏著漫畫書，這會正看得津津有味。

她立刻拉門進入，拆穿兒子把戲，兒子嚇一跳，向媽媽抗議，甚至不客氣地把課本拿開，「我用書本蓋著是怕你傷心，既然妳已經知道，我也不用蓋了。」氣得她說不出話來。

第二天，吳美嬌發現和室門被拆下來，放在垃圾筒旁邊。她問兒子：「這是怎麼回事？」沒想到兒子回說：「我們家的和室不需要門，反正有人會偷窺，要門做什麼？」讓她又好氣又好笑。

最好笑的是，兒子還一付輔導老師的口吻，對她說：「媽，很多事可以好好談，何必用偷窺的？」於是母子達成協議，每天容許有半小時的看漫畫時間。而且此後每到這時候，兒子總會誇張地嚷嚷：「我要去看漫畫了！哈哈……」

學著「剪斷臍帶」

儘管媽媽很享受和孩子貼心的感覺，但隨著孩子年齡漸長，媽媽也要學著「剪斷臍帶」。

敖韻玲坦言，當女兒推甄上花蓮東華大學時，她不捨到想當書僮跟到花蓮，正好兒子在建中也讀得不錯，所以她特地到花蓮教育大學兼課，為自己找理由，1週去花蓮住2天。

種種行為終於引起女兒的抗議，覺得媽媽過於不理性。後來，她也覺得自己太放不下，於是修正計畫：書照教，到花蓮時住學校裡，女兒有空可從南花蓮來找她，沒事就通電話，不一定每次都要見面。

敖韻玲與國立台北教育大學護理老師詹秋薇皆指出，青春期的孩子還是需要父母陪伴，然而，絕大多數此階段的父母都很忙碌，幾乎無法天天作早餐，及「比孩子晚出門，比孩子早回家」，所以她們都曾中斷職業生涯10年以上，為的就是陪伴孩子成長，不讓孩子做鑰匙兒童，同時把握機會知道孩子在想什麼。

留點空間讓孩子和老師處理

至於容易引起親子緊張關係的課業問題，親子、兩性專欄作家汪詠黛表示，父母得先破除迷思，不要認為學業成績是自己的管教範圍，而是把問題回歸到，「這是孩子與學校的關係，因為成績是他到學校學習的成果，不是父母教育他的成績，兩者間有很大的區別。」

她發現，孩子最大的壓力來源是自己，不是父母，如果孩子已經給自己很大的壓力，就留點空間讓他和老師處理，媽媽不要再要求太多。她不否認，當長子在學校課業極差時，老師會不斷提醒家長孩子的狀況，請家長介入管理。當時，汪詠黛勇敢地跟老師說：「不是我要放棄孩子，但若我再給他課業上的壓力，只會讓我們的親子關係更差，所以請老師努力教導他。」

媽媽要能勇敢地向老師表明，其實也不容易，因為媽媽害怕老師放棄自己的孩子。所以此時不妨這麼說：「老師，我會努力教他，可是他是你的學生，你講1句，勝過我說10句，你對他的影響力，大過我10倍。」讓老師知道媽媽並沒有放棄，也不否定孩子，親師聯手，才能對孩子的教育事半功倍。

（採訪整理／張慧心、李松齡）

談心8步驟，解決孩子內心問題

1. 發生什麼事情？
2. 你的感覺如何？
3. 你想怎麼做？
4. 那你覺得有些什麼方法？
5. 這些方法的後果會怎樣？
6. 你決定怎麼做？
7. 你希望我做什麼？
8. 結果怎樣？有沒有如你所料？

資料提供／臺北市家長協會理事林美江

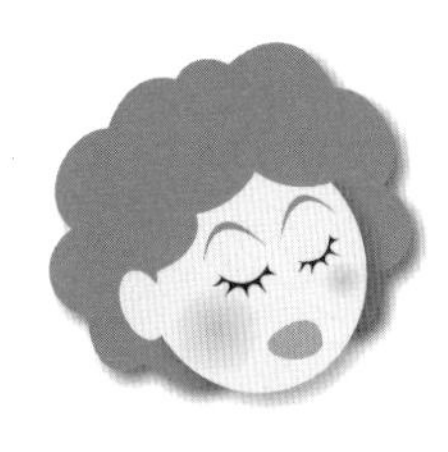

4-2
18禁問題

面對孩子「跨越兒童與成人的界線」，許多18禁的問題一一浮現，騎機車、閱讀色情刊物、色情網站，或談戀愛等問題，媽媽該如何應付自如？

青春期孩子的另一特色，是開始搶著接聽家裏的電話，屬於他的電話也會變多。

尤其高中、大學階段，熱衷於和女校聯誼，動不動就有會前會、正式聯誼、會後會、跨校聯誼、營會活動，其實都是找機會接觸異姓。

但國立台北教育大學護理老師詹秋薇表示，高中不適合一對一交男女朋友，團體聯誼則無妨。兒子大一時，她甚至以加零用錢的方式，鼓勵他交女朋友，讓兒子覺得媽媽很麻吉。

不可避免的，親子間仍難免有意見歧異的時候。像是「18禁」的騎機車、色情書刊，就是親子間最容易引爆的衝突點。

未滿18騎機車，可不可行？

有關未滿18歲不可做的事情，父母有時觀點也不盡相同，和孩子間若引發爭執時，似乎也不易找到共識的地方。

站在專家的立場，父母必須有更多勇氣，堅持反對『違法騎機車』，至於有些媽媽絕不讓孩子騎車，理由則有待商榷。

「如果父母能在兒子18歲時，帶他去考駕照，孩子絕對會對父母的觀感重新洗牌。」詹秋薇說，孩子好不容易想拉風一下，硬把家中機車上的菜籃拆掉，其實是可諒解的。

騎機車對青少年而言，不僅是「跨越兒童與成人的界線」，更是檢視孩子能否自我保護及負起責任的最佳時機。

中華心理衛生協會理事黃心怡指出，當孩子願意學習澄清問題時，就不會覺得父母老古板、不通情理或太嚴格；相對的，當媽媽願意放下憂慮，冷靜評估孩子的能力，才能驗收多年辛勤教導子女的成果。

再者，青春期孩子的父母親，可能比任何階段更要注重身教的重要性，因為這個階段的孩子十分挑剔，唯有讓他知道父母也會做到，他才願意接受父母的規範。

讓孩子做決定時，想清楚自己要的是什麼

比較辛苦的是單親媽媽，若沒有親友的奧援，既要煩心經濟問題、擔心孩子課業問題，又要處理子女的生活習慣和行為問題，萬一孩子或媽媽自身的身體狀況不佳，憂心無助的心情，必然欲哭無淚、蠟燭兩頭燒，甚至隨時有情緒失控的問題。

萬一單親媽媽面對的，又是和自己性別不同的兒子，由於多一份生理上的陌生感，當更年期、青春期陸續到達時，面對媽媽不自覺的生理不適、情緒波動，以及兒子閱讀色情刊物、色情網站、網交或援交等問題，不知如何啟齒和面對的隔閡，往往容易造成彼此的誤會和不諒解。

據教育部所做的高中男女生性知識測評發現，不論是否為單親家庭，高中職男生的性知識成績都很差，但在教育部有計畫地實施2小時的愛滋病宣導防治課程後，高中男生的性知識成績立即變好，明顯顯示有無進行性教育的差異，至於家庭結構的形成，差異則較不顯著。

本身是單親家長的中華民國性教育協會常務理事王瑞琪提及，台灣未滿19歲少女的生育率為13/1000，高居亞洲已開發國家之冠，顯示如何讓青春期孩子擁有完整的性教育，讓他們在做每個決定時，能想清楚自己要的是

什麼、不要的是什麼，不會因「燈光美、氣氛佳」，撤除最後防線，才是為人父母最該負起的責任。

性教育不是「性器官」教育

「性教育不是性器官的教育，而是性價值觀的教育！」師大教育學院院長兼衛生教育系教授晏涵文強調，「性」是很難溝通的家庭生活教育，但「愛」比較容易講出口，如果父母從小和孩子關係親密，能輕鬆自然地表達愛意。孩子漸漸長大，父母關心孩子未來和異性間親密關係，便成為很自然地表達，孩子的接受度也較高。

母親絕對有能力進行性教育，王瑞琪指出，只要藉助坊間一些合適的書籍及補充說明、討論，一定能給孩子正確的價值觀。但如果母親面對性器官時，臉紅耳赤，無法坦然說出口，更遑論教導兒子？此時就必須藉助異性親友的協助，如叔叔或舅舅，提供討論及諮詢的管道，幫助兒子度過「沒有父親陪伴」的青春期。

也可鼓勵兒子向學校輔導室，或以電話向「生命線」、「張老師」、「觀音線」、「家庭教育諮詢專線」、「台北市少年專線」求助，都能得到正確的資訊。另一方面，父母想充實性知識，也可從杏陵醫學基金會、性教育協會等組織，得到正確的性教育資訊。

晏涵文提醒，最重要的是，父母必須願意關心孩子，和孩子一起學習成長，不一定是教導他們，而是虛心瞭解現代孩子的性觀念、價值觀。換言之，只要溝通管道不切斷，就是最好的性教育模式。

讓孩子順利修畢戀愛學分

擔任慈濟功德會懿德媽媽多年的林桂慧表示，隨著兒女漸漸長大，勢必會遇到性教育問題，她的作法是——和兒女直接談，大人愈坦然，愈能影響孩子，甚至他的朋友。「當然，和孩子的朋友交談前，彼此瞭解仍需一段時間，但絕對可以先清楚表達：不同意女孩子在家過夜。」

這女孩將來會結婚嫁人，萬一她日後與他人交往，傳出去也不好聽。她很歡迎女孩子來家裡玩，但晚上一定要回家，而且她會要求兒子開車護送。「保護別人家的孩子，也是保護自己的孩子，對孩子的朋友好，孩子也會覺得父母是愛自己的。」

親子、兩性專欄作家汪詠黛的兒子交女友後，她會耳提面命，「不要給女生太大壓力，也不要傷到人家自尊心」，因為不知對方會有何種反應，萬一未來想不開、自殺或報復，男生也會留下不好的回憶。

她也會趁機告訴孩子：女生在想什麼？為什麼男生要體貼女生？女孩子的父母為何反應比較激烈？她們吃虧在哪裡？甚至灌輸孩子「兩性平權」的觀念，應如何瞭解、對待、保護女生，不會只站在「未來婆婆」的立場，讓兒子變成不負責任的人。同時，也會機會教育，利用戲劇、報紙，教兒子如何保護自己、現代女孩可能有的壞心眼、善良的女人如何判斷……讓孩子順利修畢戀愛學分。

（採訪整理／張慧心、李松齡）

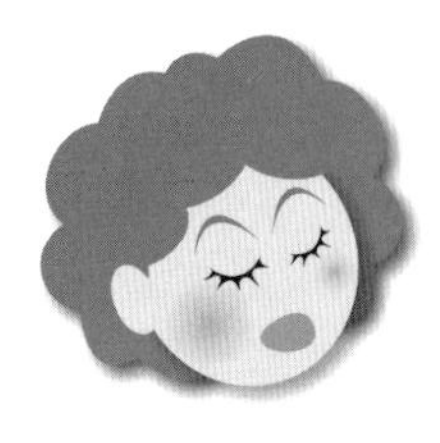

4-3
如何溝通？

日本曾做一項實驗，對同樣的三碗飯說不同的話，一段時間後，被罵的那碗，長出深綠色的霉菌，接受讚美的那碗，在夏天長出紫色、冬天則是金黃色五彩斑斕的霉，如果是你，想要孩子長大後成為哪一碗飯？

某些家庭成員習慣彼此冷漠以對，擔任慈濟功德會懿德媽媽多年的林桂慧認為，這絕不是一個人所造成，而是彼此共同生活形成的一種習慣。

這種生活方式，讓家人不習慣開誠布公討論、不習慣把感覺說出來，也不習慣跟別人分享感覺。「孩子如果喜歡潑大人冷水，大人不妨試著把一天之中所說的話錄音下來，也許會發現：原來，自己都是這麼說話的！」

關心孩子起床，是好的說話開始

以往的父母，習慣用命令的方式和孩子說話，所以很多人從小就沒有培養和父母說話的習慣，長大後也不知道該如何和孩子說話，「其實關心孩子起床，就是一個很好的說話開始。」林桂慧表示，父母不妨把孩子當成來家裡住的客人，隔天一早便問：昨晚睡得好不好？一定會讓孩子覺得很貼心。

此外，一天當中不限何時，使用肢體拍拍孩子、摟摟他，關心一下，都能讓孩子知道，雖然媽媽沒說出口，但心裡很關心他。「媽媽一定要自我調整，孩子才可能講話客氣、溫柔體貼。」她強調，媽媽對孩子溫柔講話、體貼他、關心他，孩子自然會照樣學起來。

不論再忙都要停下來聆聽

花蓮教育大學幼教系兼任講師敖韻玲，孩子還在上小學，就和他們談有關交友、課業、青春期、更年期等話題，讓孩子知道媽媽遇到更年期時，可能情緒會盪到谷底。雖然子女當時曾調侃：「到時候媽媽更年期，我們就要倒大楣了。」但當真正面臨時，親子感情超親密，事先打好的「預防針」，完全發揮效益。

她非常慶幸自己可以學以致用，懂得滿足孩子心理層面的需求，遠重於外在的風光亮麗，「用心聆聽、專注眼神，不論再忙都要停下來，」是確保親子溝通管道暢通的不二法門。

她記得女兒讀中學時，同學間流行背同一種書包，她想要而講不出來，敖韻玲便帶她去挑。她坦言，當時不是很贊同，但沒有直接反對，而是給女兒建議：「這包包好看嗎？」女兒說：「可是我們同學都背這種……」她不再反對，「好，但我們買價格在1000～1500元之間，因為過2年你就不喜歡了。」果然過2年，孩子真的不再喜歡。

給孩子魚，不如教他釣魚

「態度和用心很重要，小孩都會感受得到。」敖韻玲在提醒孩子人際上或課業上要注意什麼，或給幫忙、建議時，不會說「這不對、那不對」，而是提供其他的觀點和建議。一次、兩次、三次，孩子覺得媽媽的意見有參考價值，當有決定性的事情，不知妥當與否時，一定會向媽媽求助。

如果有些事已經發生，孩子事後才告知，她建議父母，不要急得四處跳腳、把憂心和不捨化為攻擊，反而要用柔和的語氣：「這個你可以事先問我嘛！」「你太有把握，對不對？」「其實，我年輕時也曾遇過類似的事……」讓孩子覺得媽媽是和他站在同一國的。

林桂慧認為，家長不一定要把自己塑造成完美形象，偶爾以孩子為師，讓孩子有機會對媽媽表達關心，更能快速拉近彼此關係。

「有一次，我在社團面臨一些人我是非，本來想回家藉機告訴女兒，日後面臨這種窘況和挫折該如何解決，沒想到女兒竟然教我年輕人遇到這種狀況，會用打哈哈一句話帶過的方式處理，情況立刻轉彎，讓我刮目相看，發現孩子真的長大了，可以提出相當高明的解決之道。」林桂慧聽完女兒的建議，對她讚許有加，坦言自己從未想過能用這方式處理。

「其實，孩子面臨的狀況，他自己最清楚，父母自以為是地多給許多意見，其實很冒險，而且不一定正確。」她表示，「與其給孩子魚，不如教他釣魚」不能只是口號，給孩子學習的機會，父母隱身在孩子背後等候被詢問就夠了。

如何讓孩子友人來家裡記得打招呼？

若對孩子交往的朋友，或孩子友人的言行不以為然，怕孩子受影響時，建議媽媽的說法是：「某某今天看到我時沒有打招呼，如果他能跟我打招呼，我會很開心，那表示他看到我，也不把我當成家裡的佣人。」讓孩子知道媽媽不是不喜歡他的朋友，但如果該名友人對人有禮貌，媽媽會更高興。

兩個孩子都謙恭有禮的林桂慧，曾用這種方法點醒孩子，結果他們不但會主動與人打招呼，同學到家中做功課，兒子也會說：「同學，你忘了和我媽媽打招呼了！她很介意喔。」媽媽的提醒奏效，林桂慧覺得很高興。

她表示，青春期孩子有時會害羞、木訥，所以不一定要晚輩先開口打招呼，像她每個月會和花蓮中學、慈濟中學輔導的孩子見面，主動與一些害羞的孩子打招呼，「父母就是孩子的模範」，大人先打招呼、攀談，孩子在旁學習，下次就有較好的互動，而不會不知所措。

「與其批評孩子的同學，結果同學們都不來家裡，孩子也跟出去，媽媽再也不知道孩子們在做些什麼，不如接納他們在家裡，讓自己看得見，準備一些點心給他們吃，才有機會調教、影響他們，和孩子之間累積更多『愛的存款』，和媽媽更貼心。」

「為什麼爸爸不是王永慶？」

國立台北教育大學護理老師詹秋薇指出，父母常理直氣壯地拿自己小孩和別人比，或在兄弟姊妹間互相比較，但當小孩拿父母和別人的父母相比時，父母通常不太好受，甚至會很受傷地對孩子咆哮：「我夠努力了，你還嫌不夠！」

詹秋薇的老二讀國中時，從學校職業性向測驗中，發現日後不論做什麼工作都很辛苦，便埋怨：「為什麼爸爸不是王永慶？」她並沒有怪孩子不懂事，而是說：「你可以多努力一點，像王永慶一樣有成就，將來你的孩子就會很幸福。」兒子毫不思索直言：「為了我兒子，要我這麼辛苦，我才不要。」說完，才發覺前後矛盾，也不好意思要求爸爸更多。

換個角度 應對孩子怪言怪語

親子、兩性專欄作家汪詠黛猶記大兒子從公民課得知：國民只要滿16歲便可結婚。所以等到國中一畢業，第一句話就說：「我終於可以交女朋友了。」當時只有國小四年級的弟弟問哥哥：「誰說國中畢業就可以交女朋友……」老大說：「日本人15歲以前有性經驗的占百分之……我們台灣太遜了！」

她知道這種情況下既不能阻止，也不能不說話，斷而站在兒子的年紀來想：女生比男生開竅早，幼稚園就會喜歡男生，到國中已經清楚喜歡哪一類型，他高中才交女友，已經很好了。於是對兒子說：「要交女朋友？你的年紀是符合，以前的人16歲結婚的也很多。」兒子聽到媽媽和他站在同一邊，臉上可得意了。

「你要交女朋友，表示你夠成熟。從前，16歲是要舉行成年禮。你不喜歡和我們住一起，也不想再繼續升高中，不如兩件事一併處理。」汪詠黛說，兒子狐疑地看著媽媽，不知媽媽葫蘆裡賣什麼膏藥。

「恭喜你可以自己要組一個家庭，想搬出去住也沒問題。但媽媽仍很關心你，日子總是要過下去……」接著拿起紙筆算給他看，國中畢業找不到什麼像樣的工作，便利商店1小時約80～100元。不加班，1天800元，週休二日，1週賺4,000元，每月16,000元。出去租房子，房租12,000，到麥當勞打工則可供三餐。

弟弟在旁插嘴：「這樣能養老婆嗎？」汪詠黛馬上提醒：「還有水電費沒算。」拿出電費單給老大看，明顯入不敷出，兒子臉色變得很不安。

她接著說：「還有，你看過40幾歲的人在便利商店打工嗎？到時候人家恐怕會請更年輕力壯的人。」一番話下來，兒子立即知難而退，再也不提搬出去住的事情。

「講話要牽絲」，讓家人也有體貼的機會

林桂慧表示，媽媽不一定要「完美」，有情緒時，不妨主動說出來：「我今天心情很不好，請不要打擾

我。」當然，有些孩子遇到這種情況，可能會覺得「內心很受傷」。

但等事件平復之後，親子有機會閒聊時，不妨告訴孩子：「你有時候不高興時，不也希望我不要吵你嗎？將心比心一下！」

但有一回，林桂慧輕率地回答女兒的詢問，事後回想這件事，趕緊主動打電話給女兒，果然她誤以為「媽媽有重男輕女的想法」，所以才隨便回答她。還好她體會到女兒的感受，主動尋求化解，讓她知道媽媽的真正想法，才不致彼此誤會。

證嚴法師曾說：「講話要牽絲」，意思是：女人說話何妨黏膩、撒嬌一點，不要斬釘截鐵，一點都不容商量。「有時候，話不一定要很硬或用強迫的，柔柔軟軟的表達方式，先生、孩子便會主動把事情做好，媽媽只要在旁收成，何樂而不為？」

像有時林桂慧覺得口渴或生病時，會故意大聲說：「我口好渴，要吃藥了。」孩子一聽，就會把水和藥拿來。「孩子有時也很貼心，重要的是媽媽要隨時懂得和孩子互動。」她建議，媽媽要給孩子表現的機會，還要記得「謝謝」他們、讚美他們，稱讚也要很具體，才不會讓孩子覺得大人很虛偽。

學會讚美孩子，孩子的氣質也會大受影響

試著學說孩子們常用的語彙，像「886」（拜拜囉）、「很白」（很白痴）、「冷到了」（說話很冷不中聽），或孩子使用的電腦術語、聽1、2首孩子常聽的歌、認識他們常提的偶像、知道同學的綽號，無形中便拉近親子關係，也能瞭解孩子講某些話時，情緒在那裡。

林桂慧更認為，學會讚美孩子，是最有效的親子溝通良方。日本曾做一項實驗，對著同樣的三碗飯說不同的話，一碗是批評責備，一碗是不理不睬，另一碗則是讚美和鼓勵，一段時間後，不理不睬的那碗先發霉，而且有臭味，接著是被罵的那碗，長出深綠色的霉菌，最慢發霉的是接受讚美的那一碗，在夏天長出紫色、冬天則是金黃色五彩斑斕的霉。

為什麼同樣一碗飯，卻有不同的結果？實驗的結論：因為飯在發霉過程中，接收到不同的語言能量，導致三種不同的結果。

日本更進一步實驗，發現收到不同音樂、話語的水，其結晶也各不相同，顯見在好的磁場中互動，對孩子絕對有好處，反之，父母又吵、又罵、又打，孩子的氣質也會大受影響。

想讓他聽話，要先讓他說話

汪詠黛覺得，父母再怎麼忙碌，仍要讓孩子感覺受到重視。至於如何達到這個境界，最簡單的方法就是——單獨相處。「想讓他聽話，要先讓他說話。」母親可先拋出一些孩子樂於回答的問題，等孩子說夠了，再從談話過程中，讓孩子清楚父母對他期望。「千萬不要長篇大論，孩子一煩，就前功盡棄了。」

臺北市家長協會理事林美江則建議媽媽們，先處理好自己的情緒，再處理孩子的問題。「此路不通，換條路」，這句話不只勉勵自己，更用於鼓舞求學不順利的孩子。「對孩子，永遠都不能放棄，否則一定會先被孩子放棄！」

林美江在輔導工作中，常發現青少年苦悶時，之所以先找同儕不找父母，一方面是覺得父母不值得信賴，再者，認為父母不能真正解決自己的難題，只好向外尋求協助。

（採訪整理／張慧心、李松齡）

有話要怎麼說？

狀況題	建議媽媽可行方式	媽媽避免採行方式
聊天要聊什麼？	談論對方想聽的，不談自己想說的。	把最擔憂的事放在前面講。
想叫孩子去讀書	1.以關心近況的方式迂迴提醒。 2.自己拿起書本閱讀。	1.直接命令孩子去寫功課。 2.以成績退步譏諷孩子。
親子發生衝突	走開、消氣、自我覺察。	非要把道理說清楚。
不認同孩子的某些作法	1.把自己的擔心說出來。 2.分享過去的經驗或例子。	1.責怪對方不負責任。 2.警告、威脅或處罰。 3.覺得孩子丟大人的臉。
孩子覺得不受尊重	1.道歉，並說出自己的憂慮。 2.如果孩子能控制自己，就逐漸放寬尺度。	1.繼續認為孩子不懂事。 2.懷疑其說話的直實性。 3.大人死不認錯。
孩子不體貼父母	請孩子將心比心，或比較同學的父母。	責怪、抱怨、自憐。
孩子好於逸樂	瞭解孩子價值觀，鬆動孩子的想法。	嘲笑、指責或拒絕接受。
孩子心情沮喪	關心但給孩子冷靜的空間。	逼問或介入代為解決。
孩子想自殺	不變的愛及陪伴；擴展其生活圈。	緊張焦慮、無所適從、罪惡感。

資料提供／花蓮教育大學幼教系兼任講師敖韻玲

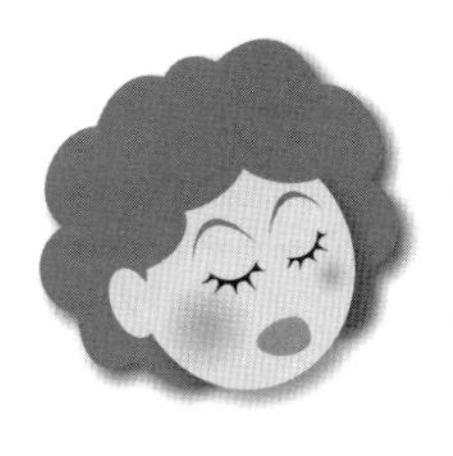

4-4
跟孩子做朋友

父母也會疑慮，隨著孩子成長，似乎有些話題變成彼此的禁忌，父母和子女該怎麼觸及敏感問題？還是有些事不必講開來，只要從旁注意就可以了？

輔導過許多青少年的友緣基金會副執行長黃倫芬說明，親子間的代溝是必然的，父母也絕對看不慣青春期孩子的一言一行，雙方對錢、性、兩性相處的價值觀都有所不同，這是時代改變所帶來的問題，並不是誰對誰錯的問題。

媽媽必須耐住性子陪孩子成長

有些孩子喜歡在頭髮上作文章，甚至瘋狂到每隔幾天，就變換一次髮型及髮色。

如果父母盯緊他的行為，不能理解這階段的孩子就是求鮮，不作弄頭髮就是在服裝上拚命搞怪，事情不但沒完沒了，還會惹來孩子反彈：「為什麼大人能做的事，不准小孩做？」

媽媽可在內心默數1～30，耐住性子多加練習，慢慢學著不再把孩子當作自己的兒子或女兒，而是一個比朋友稍親、可以分享人生哲學、安排一起吃飯或較長的時間一起旅行，彼此又不會期待過高的人。

黃倫芬舉一名高中生和母親的關係為例，有次，這名高中生在補習班收到媽媽打來的簡訊，被鄰座同學虧：「是你馬子打來的嗎？」他立刻回說：「對，很老的馬子，我媽啦！」顯見彼此的關係相當親密。

有人說，青春期的孩子就像毛毛蟲變成蝴蝶，需要破繭而出才能完成蛻變，更何況孩子們是要在光天化日、眾目睽睽下「轉大人」，父母想助兒女一臂之力，拉近親子的「心」，就要在生活點滴中從「心」下手。雖然人人狀況不同，但用心的態度，子女一定感受得到。就像敖韻玲所說：「專家各說各話，基本原則就是那些，用心最重要。」

國際禮儀專家魏書芬，從孩子小的時候就常在家舉辦「親子讀書會」，養成孩子與父母說話的習慣，及父母傾聽孩子表達不成熟意見的耐性。

「父母不是完美的，甚至比孩子更沒耐性，所以要有自知之明，隨時提醒自己多傾聽、少評論。」她非常喜歡美式父母和孩子間的相處模式，看起來很輕鬆，但骨子裡卻能相互尊重。

學會如何「接招」與「不接招」

中華心理衛生協會理事黃心怡多年來一直從事青少年親子輔導，也成為許多青少年與父母間的溝通橋樑。她說，父母常頭痛青春期少年的問題層出不窮、「怪」招屢出，其實更年期媽媽應學會如何「接招」與「不接招」，才能讓雙方平安度過這段親子關係低潮期。

她指出，不論是找到方向一意孤行，或徬徨無措、好玩成性、焦慮成疾的青少年，都是看似長大卻仍未成熟的大孩子。也可以說，此階段孩子的問題，可能源自本身性格，但更多是來自和大人互動後產生的結果。

「和孩子建立親密溫暖的關係，任何難題都有緩解的一天。」一旦青少年釐清人我關係，找到努力方向，破繭而出的成長與改變，速度是十分驚人的。「青少年的成長路，其實是條迂迴的路，有時看似光明在望，下一刻又風雨如晦。」

黃心怡鼓勵家長，歷經此階段時，不妨多與其他父母談談，看看別人的例子，就會知道自己孩子的狀況，並不是唯一糟糕的人。

用心裁剪親子相處的獨特處方

「叛逆」的孩子不一定壞，黃心怡認為，叛逆是人生必經歷程，青春期過於平順，日後進入婚姻反而可能會有叛逆行徑，兩相比較下，那個階段所需付出的代價較高？「事實上，這階段的孩子，外表雖然很酷，內心卻很柔軟，也會擔心家人，憂心如何和父母相處，更會思考自己的前途，重點在於父母是否具備『慧眼』看透孩子心思。」

親子、兩性專欄作家汪詠黛坦言，真正棘手的孩子，是軟硬都不吃的孩子。有趣的是，每當她分享為人母親跌跌撞撞的狼狽相，常獲得許多迴響，因為這讓人感覺：「原來自己並不孤單。」不過她也說明，由於每個家庭的狀況不盡相同，所以父母雖可參考專家或經驗者的情況，仍需用心裁剪親子相處的獨特處方，才能使代溝化為無形。

她建議，母親首先要瞭解自己，注意自己的說話模式，也要瞭解子女的個性，才能找出適合彼此的相處模式。此外，母親一定要對孩子的「好」有信心，即使怎麼看都不順眼，也要相信孩子本性是善良的，現在所遭遇的一切都只是過程，總有一天會過去，父母要避免在己身壓力過大的情況下，二度傷害自己的小孩。

親子協商或約定，引導孩子成長

黃心怡表示，父母參與青春期子女的成長過程，通常會有三種角色：規範者、支持者、引導者。

「規範者」必須謹慎和子女訂定規則，不能讓孩子覺得大人以約定來羞辱孩子；「支持者」則應藉由接納、包容和同理子女，提升青少年的自我價值；「引導者」則可藉由討論和澄清，進入孩子的主觀世界，協助孩子分析其中的利弊得失。

例如：一位國中生的母親，和孩子約定「這次段考若能進前三名，我就給你一萬元。」問題是，孩子在班上從未考過30名內，但因怕母親譏笑他沒志氣，對此提議雖覺憤怒，卻不得不點頭答應。這時，爸爸便可出面扮演「支持者」或「引導者」，重新建立合理的約定，例如：進步3～5名，可得到一台CD player；進步5～8名，可得一個mp3；進步10名以上，可得一台ipod等，讓孩子願意拿出努力的動力。

政大教育系教授王鍾和則建議，親子協商的基礎，應建立於：一旦孩子能自我規範、負起責任，家長就要適度放鬆約束，表達對孩子的信賴；相對的，如果孩子滿口答應，欠缺執行力，父母就要收回自主權，等孩子覺得可以做到時，親子再重新協商。

「對這階段孩子的父母來說，能否自我控制的最大關鍵就是看課業成績有無起色，但另一方面，如果孩子能夠自我控制時間、娛樂、休閒的時間，也是很好的指標！」王鍾和說，親子協商或約定，是教導孩子朝向成人的過程，絕不要演變成親子衝突的過程。

多營造歡樂氣氛，而不是「機會教育」

通常青少年會自動為父母介定功能，如要錢或買東西時找爸爸、吃的玩的事情找媽媽，某些事比較聽那一方……父母只要敏感些，就能判定某些話題由誰出面和孩子談規範問題，場面比較不會僵硬。

王鍾和提醒，父母應互為觀察者（監督者），一旦對孩子規範的一方動氣或無法處理狀況時，另一方就要出言提醒，或扮演溝通橋樑的角色，讓彼此關係有緩衝。

「要注意的是，介入者的角色必須保護雙方，不能保護大人壓制小孩，或扮演孩子的保護者，讓另一方覺得孤立無援。」黃心怡說明，父母管教態度不一致，或單親家長教養子女遇到僵局，不妨向外求助，例如孩子信任的長輩或親友、老師或輔導老師、專業諮商者，都是可考慮的求助對象。

黃心怡和政治大學教育系教授王鍾和皆認為，難得有機會和孩子在一起時，應多營造歡樂氣氛，重溫親子之情，而不是「機會教育」。吃吃大餐、聊聊天，關心孩子學習狀況、前途規畫時，除非孩子在課業方面是常勝軍，否則千萬不要白目地問成績有無進步？更不能藉機教訓起來。

「孩子只給一次到兩次談話的機會，話不投機就再也沒有下次了，父母千萬不要自己阻斷溝通橋樑。」黃心怡表示，青少年常掛在嘴邊說「我懶得理大人」，絕不是沒有原因，所以有機會和孩子相處，看不順眼的事也不要當場大聲斥喝。一旦氣氛維持融洽，父母有的是機會把自己的想法，透過共處傳給孩子。

要有人扮演「搓湯圓」的角色

臺北市家長協會理事林美江認為，最好在孩子在國小階段，就養成孩子有事一定找父母求助，且一定要有求必應，否則進入青春期就來不及了。「青春期，同儕的影響力占49%，父母或親友的影響力不到20%，所以在此之前，一定要把很多觀念架構好。」

女兒一度著迷於打球，功課一落千丈，她只好學著對孩子的分數「跳過、略過、閃過，不要看，看了會難過」，甚至轉念：「起碼女兒不會變成林黛玉，也是好事。」有時先生氣得想打罵女兒，林美江還在中間搓湯圓，讓孩子知道家是永遠的避風港，不論遇到什麼狀況，還是要回家。

「我很早就知道『慈母多敗兒』的道理，所以該有所堅持的絕不退讓，只在態度上維持一貫的心平氣和，絕不打罵。」隨著時間流逝，孩子逐漸貼心懂事，她和孩子的關係愈來愈親密，如今女兒在東海大學讀生物醫學研究所，平均2個月回家一次，每次都要先和媽媽「預約」，3個小時不夠，起碼要5小時，兩人才能吱吱喳喳把貼心話講完。

喚起孩子的體貼

陪伴兩個孩子順利度過青春期、完成學業步入社會就業，擔任慈濟功德會懿德媽媽多年的林桂慧，記得有一次，兒子放暑假才過1、2天就急著走，說要回學校暑修。曾擔任過國中老師及輔導老師的她覺得怪怪的，仍熱心地開車送他回學校，孩子連忙婉拒，她開玩笑說：「反正媽媽沒事，你就給媽媽一點事做嘛！」結果孩子下不了台，只好承認是要趕回學校和女友相聚。

拆穿孩子掩飾的話，林桂慧傷心又生氣，她對孩子說：「我不是氣你要和女友相會，是氣你沒有老實說，所以今天不准出去，你必須為你沒有說實話，承擔後果。」後來聽說兒子在網路上和女朋友吵架，但她覺得：該堅持仍要堅持。

她指出，媽媽應該讓孩子明白，情願知道實情後很生氣，也不希望孩子欺騙她。「某些互動的模式，最好在孩提時代就慢慢建立，到青春期，孩子才會服氣媽媽的某些堅持。」

還有一次，孩子和同學、老師一起聚餐，晚上10點還沒回家，到12點才打電話回來說：「還要跟老師、同學續攤。」她嚴詞不准，兒子說：「別人的媽媽都答應，為什麼妳不准？」「我跟其他同學的媽媽不一樣，我容易操心，看在媽媽操心的分上，你就同情我，今天早點回來吧！」林桂慧動之以情的軟功果然奏效。

不必太強勢，有點擔心、軟弱、害怕的媽媽，反而能喚起孩子的體貼。她建議媽媽們，可以讓孩子知道，平日媽媽一個人在家，其實也很孤單、害怕，偶爾聽到家裡某些地方出點聲音，全身雞皮疙瘩一直冒起來，也不敢上樓去看是否有小偷。「讓孩子知道媽媽的寂寞和恐懼，等於間接提醒孩子，應分點時間給媽媽。」

「媽媽當然有權利要求孩子關心和陪伴，切記，不要當一個委曲、等待的媽媽，讓孩子知道：媽媽永遠喜歡和他在一起，卻不一定是倚賴他。」林桂慧曾一心盼望孩子休假時能多回家，孩子卻總是排滿活動，漸漸的，她轉移自己的生活重心到志願服務上，兒子好幾次找不到她，甚至發現家族的重要活動都未被通知，乾脆請假專程回家看媽媽，告訴她，「日後我一定會接電話，請媽媽務必要打電話給我」，讓她意外地受寵若驚。

從那之後，兒子常打電話給她，問媽媽好不好？最近家裡發生什麼事？「有時候『放』他一下，讓他覺得跟過去不太一樣。他在家中的地位和所受的待遇，似乎突然間失去，反而會令他緊張，想尋找回來，讓親子互動更容易。」

（採訪整理／張慧心、李松齡）

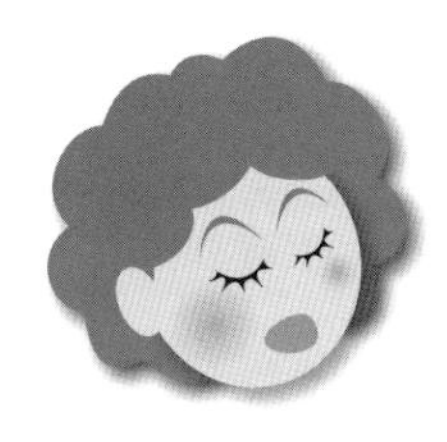

4-5
不可踩的7大孩子地雷

青春期的孩子就是『想做自己』，為了證明自己能作主，絕對不會順著媽媽的意思走，因為小孩想告訴你：我跟你不一樣，我長大了，你沒發現嗎？

父母和孩子的關係必須是「有點黏又有點不黏」，友緣基金會副執行長黃倫芬提出7大父母應避免踩到的「地雷」：

1.批評子女的行為

有位高中生去補習班補習，在公車上睡著了，老師打電話到家中查問，回家時媽媽便興師問罪：「那麼短的距離，你也睡得著……我早告訴你，晚上不要一直上網，那麼晚睡……」

雖然媽媽說得都對，但當父母賺到道理後，得到的卻是小孩對你的不滿。「本來孩子應該恨自己，但因為被罵，他開始遷怒，將倒楣的氣轉到你身上，覺得父母也該負責！」

黃倫芬建議媽媽們換個角度想，改以獎勵的方式，鼓勵孩子解決補習不能準時抵達的問題，否則下次發生同樣的情形，小孩很可能被情緒帶著走，坐過站就乾脆不去了。

2.批評子女的朋友

多數父母知道子女的朋友有品行問題，都會希望子女能保持距離。如果父母說，「不要與某某人交往，他會把你帶壞」或「某某人簡直是你的最佳損友」，孩子不會覺得妳在關心他，只覺得：「媽媽在攻擊我的朋友」，基於正義感，一定要保護朋友，對抗父母。「怎麼大人都是這樣，他只是不愛讀書而已，並不是壞孩子；再說，你不信任我嗎？你覺得我沒有判斷事情的能力嗎……」

這時，如何溝通是媽媽的最大挑戰，單純的好心不表示子女聽得進去，若想把自己的人生經驗與智慧送給孩子，不妨換個角度和子女討論：「如果你不能穩住自己，就會害他被別人說——是他把你帶壞的。」當然，這樣的討論暫時到此為止，但仍要持續注意子女後續的表現，並適時地關心與提醒，才不會惡夢成真。

3.糾正口頭禪

青少年多有口頭禪，但只要父母一糾正，彼此溝通關係就結束了。

黃倫芬指出，可以對他的表達有所疑問，但不要直接反應他是不對的。例如：可以問他：「屁是什麼意思？」「會不會被誤解你很愛放屁？」或「你說『屁啦！』是生我的氣嗎？」

如果孩子偶爾脫口而出髒話、三字經，可能是同儕間流傳的語彙，或自覺很酷，故意說出口。例如：有些孩子聚在一起時，很喜歡講「靠北！」

父母如果覺得聽起來刺耳，不妨用經驗和智慧接受挑戰，不直接把孩子說的話當成是對父母的攻擊。

找尋適當時機，和孩子討論：說髒話或罵三字經給人的感覺。

如果孩子嘴硬認為，「不會呀，我覺得很酷！」千萬不要繼續辯下去，只要心平氣和提醒孩子：這個家是大家共有的，家長有權利規範這個空間的「環保」標準，所以至少在22歲以前，不可以在家說粗話、罵三字經，以示對家長的尊重。

至於將來他們為人家長，想規劃什麼家規，由他們自己決定。

4.喜歡做結論

父母提供經驗分享時，最好讓子女自然而然有心得，而不是將結論告訴他。當然，這需要過程和時間，如果父母的分享只是分享，讓教化隱藏於無形，子女通常會參考。若一定要子女遵循，子女就會問「為什麼」，反而不會去想對自己有何好處，尤其是和媽媽關係親密的兒子，此時會把媽媽看扁，甚至和媽媽對立。

「青春期的孩子就是『想做自己』，只要結論是媽媽說的，為了證明自己能作主，也會有其他好主意，絕對不會順著媽媽的意思走，因為小孩想告訴你：我跟你不一樣，我長大了，你沒發現嗎？」所以媽媽要有更寬大的心胸來原諒孩子，承認每個人的想法都不一樣，否則日子會很難過。

5.不信任子女

愈信任孩子，孩子愈會讓你信任。即便孩子曾嚇唬妳：「有很多事我並沒有完全告訴妳！」或媽媽擔心孩子受到同儕影響，對孩子所說的話，還是要99%相信，千萬不可坦言：「我覺得你一定會被誰影響。」

當然，這並非意味著媽媽就不能查證，或再次確認孩子是否言行一致，只是方法需要更有技巧。例如：當發現孩子這陣子行為比較浮動，可試著關心他：「是不是發生什麼事？」同時藉由電影或電視劇情談論：「如何不受魔力的誘惑？」、「電影《魔戒》的主角為何將魔戒丟掉？他怎麼做到的？」找到共同的話題點。

6.偷看隱私

為瞭解子女，有些媽媽常忍不住偷看子女的日記，看了又擔心，擔心就忍不住去問，問了就穿幫，親子關係因此破裂，得不償失。其實瞭解對方的正當方法是學習如何溝通，例如：與子女分享自己小時候的糗事或失戀經驗等，孩子只要心有所感，一定會發問或分享自己的想法。

曾有個女孩提到，母親送她最好的禮物，就是尊重她的隱私權。事實上，父母尊重及相信孩子，青少年會很感激，所以千萬不要偷看他們的信件或日記。或許媽媽會想：又沒什麼見不得人的事，看看會怎樣？但孩子的想法是：希望不受干擾，擁有一片自由不受監視的天空。媽媽如果真的不放心，一定要翻孩子的抽屜，偷看日記或有無違禁品，一定要很有技巧，否則關係會立即降到冰點。

黃倫芬提出忠告，維持良好關係比問清楚每日行蹤細節更重要。「其實建立好關係，他們什麼都肯跟你說。」所以面對孩子青春期時，父母應關心「如何讓親子關係不要斷掉」，而不是「你做了哪些行為？」

例如：當孩子沉迷電玩時，只是一味地不准他上網，或扣除零用錢，不讓他到外面上網，就是指關心他的「行為」，但如果父母可以問孩子，沉迷是什麼樣的心情？什麼時候開始的？當時有什麼事情發生嗎？在逃避什麼事情？我可以協助你嗎？反而會讓孩子覺得窩心，瞭解父母是真的想幫助他解決問題。

7.過度關心

擔任慈濟功德會懿德媽媽多年的林桂慧則提醒媽媽，不要讓孩子覺得媽媽的愛有負擔。曾擔任過國中國文老師及輔導老師的她，兒子上國中時，林桂慧也在該校任教，每天都要等兒子放學一起回家，中午還會逛到兒子班上看他，讓兒子備受壓力，覺得受到監視，似乎成績稍稍不好，媽媽都會第一個知道。

其實孩子從國一開始，就不喜歡媽媽把他當小寶寶看待，不過，要放手也不能立刻放手，必須從國小五、六年級開始，試著讓孩子獨立成長，孩子上國中後，才能自己處理一些事情，學習獨當一面。如果上國中還不會坐公車，就表示父母放得慢了些。

她還記得，兒子去美國讀研究所半年後，她才前往探望，結果兒子說：「別人的父母到現在都還沒來看孩子，你太操心了。」此外，對於林桂慧煮好吃的食物，兒子也不領情，一直說自己會料理，她不服氣地反問：「你自己弄得有那麼豐富可口嗎？」孩子說：「你來了，煮這麼多，等你走了，我不是掉到地獄了？」她一聽，頗有道理，再看兒子把自己打理得不錯，也懂得節儉過日子，活得很好、學得很多，立刻收手、放心了。

（採訪整理／張慧心、李松齡）

9大易引起爭執的情況

事件或情境	正確關懷方式	錯誤示範大禁忌
孩子成績退步	需要幫助嗎？	你整天玩，有這種下場活該！
一起出遊或用餐	今天真棒！以後全家常聚餐。	請你吃飯，少擺張臭臉。
生活習慣不佳	異性看到會被嚇跑喔。	真髒，別說你是我們家的小孩！
奇裝異服、裸露	有創意，設計師是誰？	穿這樣走出去？休想！
孩子說到做不到	計畫不能執行，原因何在？	老愛打高空，你那次做到過。
孩子亂花錢	我只出1,000元，其他你自己出。	你捨得把5,000元踩在腳下？

孩子熬夜或減肥	你再這樣下去，會比我老得快。	想找死也不要用這種方法！
結交怪朋友	那天把他介紹給我認識一下。	他那裡好，值得你如此賣命嗎？
孩子要求隱私權	你做的事我對你有信心。	翅膀硬了？還早呢！

孩子的甜言蜜語大補帖

事件或情境	甜言蜜語大補帖	小心靠山變火山
不小心讓母親傷心	哎呀，你知道我在青春期嘛！	有什麼好難過的，我都忘記了。
老媽叨念不休	媽，我記得，我只是還沒做到。	你總共說五次了，我又沒智障！
大人說到做不到	你做良好示範，下次我會更好。	你根本不愛我，說話不算話！
想買名牌用品	我段考成績進步，鼓勵一下啦！	不買我就自己去打工，可以吧！
父母批判或施壓	你對我不滿意嗎？請說出來。	霸道、無理，好像住進壓力艙。
想關心父母	請照顧自己，我才能放心打拚。	整天這裡那裡不舒服，別嚇人。
成績退步了	這段時間太混了，要改進。	成績爛又不是全部都爛。
想交女（男）朋友	這只是建立自信，我不會昏頭了！	我不交，難道就會考第一名嗎？

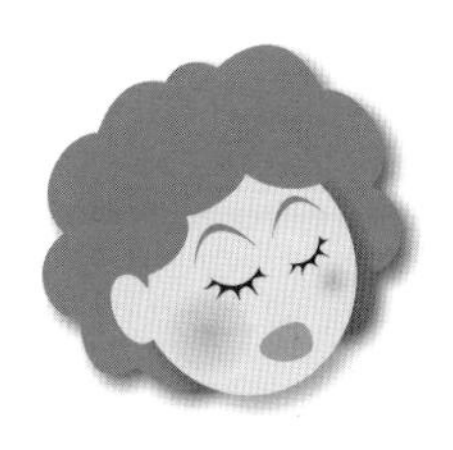

4-6
8招互動你，我，他

父母該如何瞭解孩子，跟他們一路暢談下去？本篇教你8大招數，讓子女「驚艷」一下！

很多更年期媽媽會不平衡地說：自己小時候要百分之百順從父母，做個乖女兒；等到為人父母，又要善解人意地傾聽青春期孩子的心聲。但時代演變至此，若不隨緣順變，親子關係就會滿頭包，所以大多數父母——尤其是媽媽，通常都願意再次學習，面對層出不窮的親密大對決。

1.跟上孩子情緒

觀察技術是每個為人父母都要有的：花蓮教育大學幼教系兼任講師敖韻玲認為，放學後看到孩子的第一眼，就要能夠瞭解他的喜怒哀樂，而且立刻跟上孩子的情緒腳步。

可惜的是，大多數父母總是先忙自己的事，「父母都說疼愛孩子，可是多半都是自私的，只站在自己的立場處理事情。」

不可避免的，親子間會有「需求衝突」的時刻，尤其是父母正好「累了」、「要休息」、「要上班開會」、「有空再講」，更要刻意瞭解孩子情緒處於什麼狀況，以免錯過及時處理的關鍵時刻，事後必須花更多力氣彌補。

「有些孩子表面上很風光，上名校、才藝班，請名師、保母或看名醫，但心理層面的滿足卻大打折扣，讓親子間留下幾許遺憾。」敖韻玲認為，孩子心理需求應重於外在一切。

2.不當落伍父母

青春期的孩子，難免古裡古怪，對旁人愛理不理，有些話只對朋友說，父母完全聽不到。其原因可能是孩子覺得父母不瞭解他，再者，這時期的孩子，也懶得理會思想和行為落伍的父母。

不少媽媽發現，自己和孩子關係真正好起來，是從她開始學會電腦後。孩子突然發現：媽媽會的軟體自己都不會，需要用的時候還得請教媽媽，甚至媽媽問的問題，孩子一時也答不出來，從此對媽媽另眼相看。

3.傳簡訊及上網

父母下班後回家，子女可能都去補習了，想適時表達自己的關心和愛意，傳簡訊是個不錯的辦法，但在內容上要注意，不要「機車」地問：「你去補習沒？」試試有位媽媽的內容：「你今天好嗎？我好愛你！」讓子女「驚艷」一下。要不，至少問一句：「吃過沒？要不要替你準備消夜？」

全國家長團體聯盟理事長蕭慧英，大女兒今年大學畢業正式就業，二女兒明年畢業後，三女兒也要上大學。平日投身於家長運動的她，行程非常緊湊，所以和三個女兒共同的交集，一是把握晚上，偶爾一起共浴的美好時光，此外是每天上部落格聊天留言。

蕭慧英在女兒心中，是個一點也不落伍的媽媽，只要年輕人懂的，她就立刻學，用孩子最習慣的溝通方式，和孩子聊天交換心情，母女間所談的話題，往往百無禁忌，讓人以為是同學間的聊天，不像母女間的談話。

4.練習說話方式

不少媽媽聽到高中時期的兒女要去西門町，往往忍不住發抖。

但媽媽如果說：「西門町壞人很多……」子女容易立

即反擊：「你想太多了！」因為他們往往會陷入「批評我去的地方，就是說我不好；批評我的朋友不好，就表示我不好」的邏輯，尚不懂得分辨人、情、事，三者是獨立分開的。

友緣基金會副執行長黃倫芬建議父母不要覺得：「保護小孩，就是叫他不要去。」與其把自己的不安加諸在孩子身上，不如試著問他：「去西門町做什麼？」「你要跟誰去？」「聽說西門町有些狀況，你有聽過嗎？」「你有沒有聽說有人會問你要不要吃安非他命，50元一顆，包裝得像糖果一樣？」

一般而言，有四種人容易被勒索：沒有信心的人、落單的青少年、愛現的人、耍小流氓的人。

所以，不妨和孩子研究怎樣比較不會落單，或落單時，該如何面對各種狀況，與其限制他，不如討論管用的策略，即使孩子未必真的用得上，至少知道媽媽是關心他的。

「講這些話，可以增加親子關係，不會讓她覺得你在盯他的行為，語言的表達是需要練習的。」黃倫芬說，當父母慢慢學到，不再把子女當子女看待，而是看成一名友人，就不會對子女有過高期待，同時也會發現，原來可以「聽到」子女說的一些話。

5.學會安慰孩子

學會怎麼「安慰」人，是很重要的親密技巧。尤其青少年在課業上、人際上，往往傷痕累累，父母若能學會如何安慰他，關係不但能永遠存在，還會歷久彌新。

可惜的是，很多媽媽說話特別難聽，安慰一句要奉送嘲笑兩句，或是明明在安慰人，對方聽到耳裡，卻覺得是在責備自己。例如「你別難過了，誰教你不聽老人言？」「上一次當，學一次乖，下次你就不敢了，這也是好事！」「如果你早點告訴我，事情就不會這麼糟了。」「事已至此，連老天爺也沒輒，你難過有什麼用？」目前坊間有許多「同理心」的課程，傳授如何安慰人的技巧，對不懂得如何表達善意、同理孩子的媽媽而言，可說是最佳速成捷徑。

6.以孩子為師

父母親不需要什麼都會，只要能「不恥下問」，黃倫芬表示，國高中的孩子會的東西比父母還多，讓孩子當「免費家教」，也可以是親子間的交集點：「讓他帶我們走入這個時代，畢竟我們的時代已經過去了。」

請教的過程中，孩子若失去耐性和好口氣，父母可以態度溫和、直言不諱地告訴他：「當你小的時候，我牽著你的手學步走，一遍又一遍，我都沒有嫌你煩。」最重要的，媽媽千萬不要自憐，覺得多年的辛苦，換來孩子如此對待，只要點醒「當大人」不易，孩子自然會收斂脾氣。

7.不大驚小怪

聽到孩子嚷嚷說：「星期六晚上要跟阿標去幹群架。」媽媽在魂飛魄散的當兒，最直接的反應，就是想脫口而出：「不可以去！」但奉勸媽媽們力圖鎮定，把即將脫口的話含在嘴裏，先聽聽他怎麼說：是真的打架，還是一群孩子聚會？以前有沒有去過？結果如何？陪他談談去的理由？為什麼有些人去，有些人不去？有沒有想過家人會擔心？

在一連串發問的過程，必須把握兩大原則：首先，所有疑問都是開放題，不是簡答題或是非題，以免讓孩子覺得妳在逼問他；再者，要講自己的意見時，一定要先瞭解他的想法是什麼。黃倫芬指出：「做到這一步當然不容易，但不如此不行。因為你早說出自己的意見，就聽不到孩子的意見。」一旦父母不瞭解孩子，又如何能一路暢談下去？當然，也不能預測孩子會不會像斷線的風箏，不知飄落在社會的那個角落。

8.不用情緒勒索孩子

別以為孩子個頭比妳大，就不再怕妳。畢竟，再怎麼高大的人，面對另一個人，能明朗地表達自己的意見，是需要勇氣的，所以一旦孩子反對媽媽的意見，就算妳沒辦法欣賞他、鼓勵他，或讚美他一句：「你怎麼這麼鎮定，而且你還真幽默！」至少也要同意地說，「你終於說出問題核心。」而不是軟硬兼施，逼迫孩子要順從自己，不然就自憐自責，讓孩子無所適從。

（採訪整理／張慧心、李松齡）

Chapter 5 瓦解親子代溝

我媽媽是個不落伍的媽媽，只要年輕人懂的，她就立刻去學，和我們談的話題也常百無禁忌，同學還以為她是我朋友！

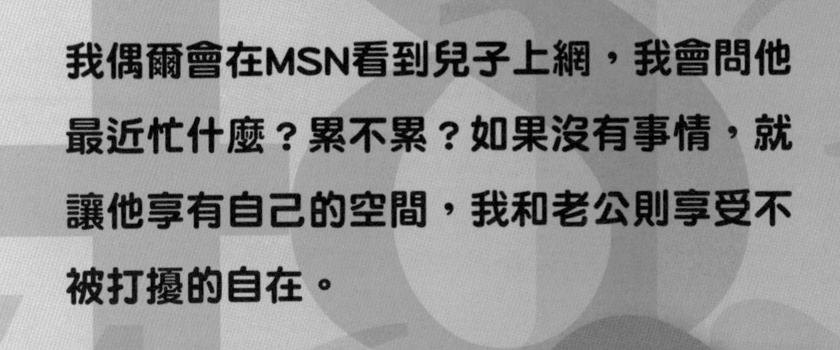

我偶爾會在MSN看到兒子上網，我會問他最近忙什麼？累不累？如果沒有事情，就讓他享有自己的空間，我和老公則享受不被打擾的自在。

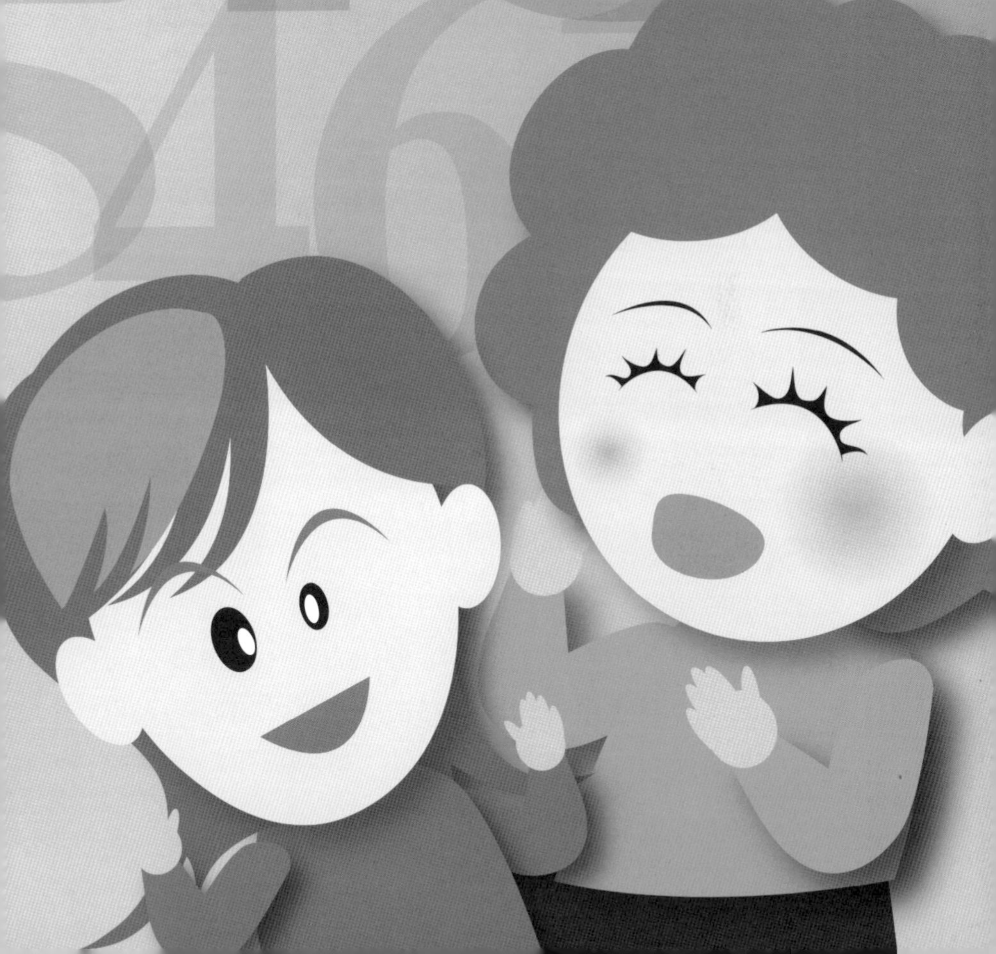

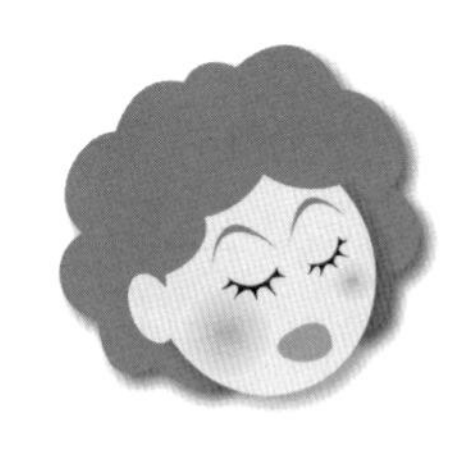

5-1 愛說不出口，怎麼變通？

「長高了，這麼帥，後面有多少女孩在追你阿？」、「不錯，像個男人！」、「有氣質！」想想，你有多久沒誇讚自己的孩子？換個角度，你也會發現孩子的可愛之處！

孩子是媽媽的心頭肉，但為何有時候，有些話就是說不出口？

國立台北教育大學教師詹秋薇表示，不是每個家庭都習慣把「愛」掛在嘴邊，或很自然地彼此擁抱、關懷。換言之，如果家中氣氛不是如此，千萬不要突然說：「媽媽好愛你！」小孩的第一個反應一定是：「媽，妳是不是吃錯藥了？」「你是不是有企圖？」媽媽也會覺得很冤枉。

遇到這種情況，家長只要利用一個眼神、一個動作，如握手、拍肩、拍手稱讚……等替代方案，最重要是有「心」，孩子就能體會到你的熱情。當然，有心的人也可以先做家裡的「破冰者」，例如：姊姊買蛋糕，請弟妹一起為爸爸慶生，就有機會改變家中溝通的氣氛和方式，如果媽媽也願意出動，氣氛會更快從冷冽變得溫煦。

網路溝通工具 獻真情

平日行程非常緊湊的全國家長團體聯盟理事長蕭慧英，和女兒溝通的工具，就是利用部落格聊天、留言，母女間談的話題也常百無禁忌，讓人以為是同學間在聊天。

因此，如果媽媽能融入孩子的交友網絡中，學著以MSN（網路溝通工具）和孩子交流，至少子女知道父母跟得上潮流、對年輕人的活動不排斥，甚至是和孩子同一國的。「排斥就會被唾棄。」詹秋薇說，彼此皆有意願教與學，才是接納的開始。

曾經有名大一生，家人間無法自然地說出對彼此的愛，直到有天，另一位同學建議他：「何不教你媽用MSN？」他聽從同學的建議。結果媽媽學會後，開始用MSN催他洗澡；爸媽吵架時，他也用MSN勸父母止息戰火，結果全家人都愛上MSN溝通。原因是：「打字速度很慢，一句氣話還沒打完，就已經不氣了。」詹秋薇認為，這真是個充滿創意的溝通管道。

接受孩子想法，贏得孩子肯定

有些父母說話直接又麻辣，難免讓孩子覺得很受傷，比較懂事的孩子，事後會回想：父母其實沒有惡意，我會諒解父母的直言無諱；不成熟的孩子，會把父母的話烙印在心裡，解讀成：「爸媽就是不喜歡我」、「我很差」、「嫌棄我就老實說」，顯見父母要多學習控制自己的情緒，為親子關係多負點責任。

「當然是不容易，但仍要學著去做。」詹秋薇指出，理性的作法是，大人發脾氣後，媽媽找適當且氣氛不錯的機會，跟孩子談談為何大人會有那種反應。如果真的做不到、說不出口，也要在眼神、肢體上，表達遺憾及懺悔之意，讓孩子能分辨並瞭解父母的善意，也多少達到一些效果。

像詹秋薇跟先生，有時會在晚上和已經27歲、25歲的孩子喝點紅酒，聊聊對彼此的不滿，老二是學心理學的，就曾有技巧地表達：「爸爸，我要跟你講一件事，最近有些事情你不太對……」剛開始先生可能不以為然，急著想辯駁，兒子會接著說：「我看你的表情，好像很不爽……」快快結束不愉快的話題。

幾次後，先生比較能接受批評，會仔細聽完兒子的話，然後說：「很好，你會問這個問題，表示你觀察入微，無論如何，謝謝你告訴我。」兒子也會老氣橫秋地說：「爸，你進步了，當你願意承認錯誤並願意改進，你就進步了。」此時，先生還很神氣地回應，「我當然要進步，不然會被你們唾棄。」

寫信、留紙條，表達你對孩子的關心

政治大學教育系教授王鍾和提及，大人比孩子更有情緒和面子的問題，遇到「愛說不出口」，不妨用寫信、寫卡片、留紙條的方式抒發情緒，只要孩子知道父母是愛他的，就會在關鍵時刻考慮父母的想法，不會一意孤行。

親子、兩性專欄作家汪詠黛，對寫信溝通的方式深表認同。她說，老大讀國中時，因為大錯不犯、小錯不斷，她怕老師和同學對他失去耐性，便將孩子轉到一所住校國中。

當時，他已經國二下學期，根本不想轉學，沒想到又轉進一所學生都講台語的學校，孩子因為不會講台語，被全班集體欺負：書包被丟下樓、被關在教室裏打、回宿舍翻開棉被，發現裡面都是牙膏……孩子開始用粗話罵她，把所有憤怒發洩在媽媽身上。

有一陣子，她懷疑自己這麼做對嗎？但她別無選擇，只能給孩子更多的愛。每週一，她和先生會送孩子去學校，回到家就開始寫信，每週一封，用限時寄出，確保孩子當週可以收到。

汪詠黛最壞的打算是：「不管孩子看不看信，都要把自己無悔的愛寫進去。」後來，她翻孩子的書包才發現，雖然他從不回信，也常說沒收到信，但其實每封信都拆開看過，摺得好好地保存起來。

此時，她開始有信心：「這是我養的孩子，內心很有感情，我知道他不是鐵石心腸的人。」只是國中三年，他就是這樣，不能說他是魔鬼附身，只能看作是荷爾蒙作怪。果然，高中時，母子一起看電視，見到媽媽哭了，兒子說：「都是你遺傳的，害我看電影也會哭。」孩子的本性漸漸回來。

透過「第三者」代言

除了寫信的潛移默化，汪詠黛表示，當愛說不出口，尋求外援力量也是必要的。尤其是親子關係形成僵局，透過具備某種親密程度的第三者——爸媽的同學、好友、親人當「代言人」，孩子反而比較聽得進去。

現任救國團台北市團委會總幹事馬鎮歐，是汪詠黛的大學好同學。一次聚會，她偷偷向同學表示：「我完全找不到孩子的任何優點，或值得誇獎、疼愛之處。」馬鎮歐立刻當場示範，對著她的叛逆兒子說：「喲，長高了，這麼帥，後面有多少女孩在追你阿？」兒子一聽，居然害羞地笑一笑。

他接著說：「不錯，帥，像個男人！」「有氣質！」孩子許久沒聽到別人誇他，聽到這番話，整個神態都變了。於是兩個男人聊開，還互相搭著講man’ s talk（男人的對話）。「那天，我看著自己的兒子，也覺得他和平常不太一樣。」她發現，原來自己的眼睛閉這麼久，多虧馬鎮歐找到誇獎兒子的地方，也讓她大開眼界。

身邊的人也能成為支撐你的推手

媽媽先搞定自己，一旦情緒穩定，很多事情只是一個過程，也會發現孩子的優點。就算看不到他的好，也要堅信孩子的心是善良的，只是目前正值叛逆期，總有一天還是會懂事。父母或身邊的友人，可能是教會他們懂事的關鍵者，應廣泛向外尋求資源、援手，不把自己孤立起來，也不要害怕沒有面子。

「我很會找助力，例如我情緒不好時，就會找朋友喝咖啡、吐吐苦水。」此外，汪詠黛把兒子3年來發生的事情，寫成文章登在家庭版，結果，許多國中家長心有戚戚焉地打電話來訴說心事，找到繼續奮戰下去的力量。「這些媽媽們發現，他們的兒子都比我的棒，也沒那麼慘。」自己的經驗可以嘉惠別人，也是好事一樁。

她提及，「大姐給我的力量很大！」由於大姐正好是金甌女中的輔導主任，時常教她一些方法，為她加油打氣，也常提醒她：「最重要的，絕對不要管他的功課。這是他的致命傷，學校功課不好已經很痛苦，不要再加深他的痛苦。」

大姐還告誡她：試著把要求降低，多想想「沒有翹課、翹家就是好孩子」，比上不足比下有餘。如此就能跟他和平相處。「除了大姐，媽媽也是我的心靈支柱。」有一次，汪詠黛打電話向住在台中的媽媽訴苦，沒想到媽媽放心不下她，半夜趕到台北，汪詠黛看到媽媽，忍了好久的委曲終於潰堤。

多花時間陪伴，堅持下去

陪兒子走過風風雨雨的青春期，終於把孩子扶上正軌，成為活潑快樂的大學生，還甄試上優秀的研究所，汪詠黛更加確信，維持良好的親子關係，凌駕於一切之上。因為如此，孩子才能跟你溝通，願意跟你說話。

國內一位知名女作家，早年喪夫，獨立扶養兒子過程中，也遇到和孩子雞同鴨講的低潮期。好在她早就明白孩子在成長過程中，需要一位同性長者，樹立典範加以引導，於是央請男性好友，扮演類似孩子的「教父」角色，有空就打電話給這位悶不吭聲的青少年，終於把他叛逆的心安頓下來，不再有事沒事逃家。

汪詠黛提醒父母，多花時間瞭解孩子，才能靜下心，知道他想要什麼，用什麼方法能讓他接受你的愛。「沒有時間與耐性，絕對救不了孩子。事實上，最簡單的方法就是，多花時間經營雙方感情，且要持續下去。」

（採訪整理／張慧心、李松齡）

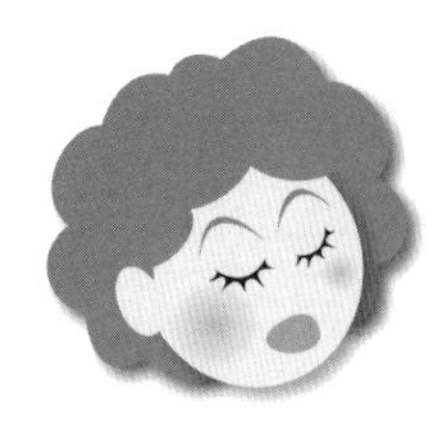

5-2
轉移情緒的聰明提案

你曾因孩子，不喜歡洗澡、亂丟襪子或衣服、不寫功課、不唸書、和弟弟起衝突等事情責罵他嗎？在盛怒下的惡言惡行，該如何及時解決，才不會造成孩子一輩子的傷害？

「有人說：天下無不是的父母，我不這麼認為，因為我看過非常多『不適任的父母』。」引用證嚴法師的一句話：「天底下沒有教不好的孩子，只有不盡責任的父母。」

擔任慈濟功德會懿德媽媽多年的林桂慧發現，即便父母已經很壓抑，孩子還是能感受到父母的不高興，所以父母要謹慎自己的聲色，如果真的對孩子不以為然，寧可「無聲勝有聲」，也不要說錯話。等情緒比較平復之後，再和孩子談。

臨床統計，更年期婦女約有15%的人，面對事情會有嚴重反應，15%沒有反應，70%介於其間，不論屬於何者，父母多受不了孩子頂嘴，偏偏青春期的孩子就愛「一言九頂」——父母講一句不順耳的話，立刻不客氣頂回一串話，把媽媽氣得七竅生煙。假使父母又強迫他做不想做的事，親子間的戰爭更是沒完沒了。

憂鬱症也來摻一腳

另外需要注意的是：當更年期碰上青春期時，可能無巧不巧是「更年期憂鬱症碰到青春期憂鬱症」，使情況更複雜棘手。

曾為憂鬱症所苦多年的藝人劉玉璞，婚後成為牧師娘，協助先生從事牧會工作，因為事事求完美、凡事搏命演出的個性，使她罹患憂鬱症。她表示，很多媽媽要求自己太嚴苛，心理生病還不自知，偏偏青春期又很多變、情緒起伏不定的時期，兩人同在一個屋簷下，只會使情況變得更糟。

她曾以過來人，輔導許多母子都是憂鬱症的案例，發現多數生病的人，都不懂得向醫生求助。「很多自認很糟的狀況，其實只要藉助醫師一點幫助，就能改變心情、提振精神，不再陷入悲觀情緒，甚至不會想走上絕路。」

更年期和青春期都是荷爾蒙出問題，但解決之道很多，與其和孩子坐困愁城、相對無言，不如想辦法解套，掙脫情緒的樊籬。

容易與孩子起衝突的5大引爆點

親子、兩性專欄作家汪詠黛舉出，親子衝突的引爆點，最多不超過5件事。把這5件事情一一列出，可能是很可笑的事情，例如：不喜歡洗澡、亂丟襪子衣服、不寫功課、不唸書、和弟弟起衝突。「退一步想，罵他是為了功課嗎？或是為了洗澡？他功課不好又沒有行為不良；不洗澡、房間很亂，最壞頂多養兩隻蟑螂，有什麼了不起？」

她指出，台灣親子間最大的衝突點常是「課業」。國中課業壓力最重，因為父母往往覺得，這時如果功課不好，未來沒唸到好的高中、也別奢望唸到好的大學，推論起來，似乎「這輩子就完了」。

但父母一直嘮叨，孩子可能會更逃避、不講話，或直接頂撞。

將衝突最嚴重的事情放下，問題才能解決。例如：孩子回家時，就算不寫作業、讀書，也不要去唸他。如此，衝突就少了一半，父母心情好一點、孩子心情更好，也比較會分享今天在學校發生的事情。

汪詠黛也曾面臨這項難題，她想：「是逼他做功課，還是兩人能溝通比較重要？」最後她選擇維持可以溝通的狀態。

她表示，最慘的是雙方完全不講話，或一方講話、另一方只應付單字「嗯」、「哦」、「好」，孩子在想什麼，媽媽完全不知道，等到有天他宣布：「你要做阿嬤了。」那不是更慘！

掉入情緒漩渦，只會讓事情更惡化

汪詠黛的兒子，曾因媽媽把他轉到一所人生地不熟的住宿學校，一碰到她就說粗話罵人。汪詠黛儘管內心滴血，臉上卻當作沒這回事，拚命深呼吸，鎮定地離開現場，關上房門就大哭、捶牆壁、丟枕頭，等情緒過後，抹抹臉便又若無其事。

「不要讓自己掉入情緒的漩渦中，這會使事情更惡化！」直到現在，她還是認為，碰到孩子不可理喻時，日子仍要照過，所以建議媽媽們，「接受」孩子的叛逆，把執著放下，先熄滅戰火，日後再找機會討論。

國立台北教育大學護理教師詹秋薇也指出，親子衝突時，最好的方法是「離開現場」，很生氣的話先咬緊舌根不說出口，等情緒平穩後再溝通。最糟糕的情況是，親子一衝突，媽媽就用尖銳的遣詞攻擊孩子：「早知道就不生你！」「真後悔，沒有你就好了。」形成孩子一生的包袱，影響層面更大。

盛怒下說的話，小心禍從口出

詹秋薇提醒，父母在盛怒下的情緒，說話更要小心節制。此外，離開現場後，適時地轉移情緒，利用手邊資源，如一本好書、一名好友，有人接納自己的情緒，媽媽本身也比較容易接受孩子的行為。反之亦然，如果孩子身邊有好友相伴、相互影響，也較容易改變其行為。

如果父母控制不住，讓難聽的話衝出口，絕不要再犯第二次，不該說的話，不要讓它成為習慣。萬一對自己說過的話，感到懊惱或後悔時，一定要勇敢地表達出來：「當時我是因為……才說……其實沒有惡意。」父母若能將感受說出來，孩子通常比大人更有大量，也能諒解大人一時的情緒。

父母有悔意卻不講，彼此誤會更深，子女會以為父母是故意傷害他。孩子年紀愈小，父母愈不處理，傷害就會一直跟著他長大。「孩子在18歲前，父母一定要多做一點。」

說不出道歉，換個方式「示好」

詹秋薇認為：傷害能當下解決最重要，否則子女可能背負著它很長一段時間，不然就得靠日後是否能學到正向思考的能力，並懂得回想、處理，過去的傷害才能慢慢化解，但無論如何，它們還是跟著他許多年，或多或少也造成心理上的障礙。

有時候，父母明知自己不對，但講不出口，也許第二天會做好吃的食物表達悔意。懂事的孩子會瞭解家中溝通的模式很含蓄，「知道父母親在向我示好」。但如果父母成長的環境，也沒有習慣表達此類感情，雙方便會永無止境地冷戰下去，不敢碰觸受傷害的問題。

相對的，當子女頂撞父母，卻說不出道歉的話時，也可用互相體諒的表達方式示好。例如，有些孩子會認為：「我不會跟媽媽說對不起，可是我會比較乖，樂意做一些媽媽要我做的事。」父母必敏感地覺察，這其實就是一種示好或道歉的意思。

給他想要的，不是你想給的

有些孩子和父母鬧彆扭，會變本加厲地讓媽媽更痛苦、難過，例如：汪詠黛的兒子明知父母最在意他的健康，偏偏故意糟蹋自己的健康，讓媽媽備受煎熬。「他有B型肝炎，卻故意晚上不睡覺、聽音樂，白天在班上變成『千睡爺』，讓你氣得牙癢癢，卻沒半點輒。」這種無奈，讓她常自責：「我怎麼這麼不愛我的孩子？孩子為什麼一看到我就怒目相視，或用言語刺傷我？」

即便如此，她仍隨時想辦法改善親子的關係。深夜陪他聽光禹的節目，母子倆都興奮極了，有次還陪他call in（打電話到電台），「保持友好關係，他才可能跟你溝通。」最怕的是，孩子不跟你講任何事，讓彼此都斷了線。

還有，兒子常覺得「媽媽比較愛弟弟，因弟弟表現比較好」，她也不爭辯，但會多撥時間單獨跟他在一起，不讓其他人分享。她還觀察到，兒子和她一樣愛吃，因此，也常約他一起吃東西，從住家附近，甚至搭計程車去吃爸爸不愛吃，但母子倆都愛的麻辣火鍋。「次數不必頻繁，他才會珍惜，天天這樣就沒意思了。」

換句話說，瞭解孩子，要知道他喜歡什麼、不喜歡什麼。每個媽媽都愛自己的孩子，可是要愛對方法，「給他要的，不是你想給的。」才不會老是擦槍走火，天天上演火爆場面。

有技巧地引孩子說話，他會很樂意上鉤

汪詠黛為了和孩子好好相處，見面前會先想好問題，適時丟出去讓孩子回應。「想聽孩子的心理話，要先引他說話，他會很樂意講給你聽。」尤其是心理叛逆的青少年，根本不想聽媽媽說話，不論妳說什麼，都認為妳

在教訓他。

其實孩子非常聰明，知道你期望什麼、要講什麼，只是他達不到或不想達到罷了，所以如果想聽孩子說話，就要比他更聰明，丟問題給他，讓他願意跟妳講。

舉例來說，青少年正是發情年齡，規定他不能怎樣，誰理你！但可以試著陪孩子看電影、看辣妹，談到電影、電視情節中的感情問題，淡淡地問他：這女生如何？汪詠黛還會學孩子的語言跟他說：「我比較喜歡胖胖的女生」，兒子覺得老媽「沒眼光」，彼此就聊開了，媽媽也大概知道兒子欣賞哪類型的女孩，瞭解他的愛情觀如何。

跳脫成績框架，培養孩子自信心

汪詠黛的兒子高中時，老師、校長皆很用心，學生雖然素質稍差，但師長相信孩子不是永遠都很差勁。「不唸書，不代表他不想唸書，只是他目前沒有能力處理現在的狀況，不因此就是爛學生、壞孩子，我相信我的孩子是好的。」她解釋，所謂的「好」，是指向上及向善的能力。學業成績不好，可是其他地方可以好。例如，孩子在國中時是全班男生中，縫娃娃縫得最好的同學，可見手巧心細。

此外，兒子坐不住，喜歡體育，籃球、乒乓球、騎單車，她便鼓勵兒子加入單車社，擔任副社長；還加入籃球隊，雖然個子不高，是板凳球員，但自己還會設計籃球隊員名片，看得出來他很看重自己。

她和老公也會配合兒子，把假期留到週末，陪他去騎單車，並且捨得讓單車升等、增加設備、買服裝，讓他覺得自己很專業，風光地騎著單車跟車隊出去等。諸此種種，都是為了讓兒子不放棄自己，對自己有信心，明白「我只是這階段學業成績不如人，其他地方可不比別人差。」

培養出自信後，孩子終於願意在學業上用功一下，結果竟然拿到前三名，還曾有過第一名的紀錄，獅子座的孩子，終於作了「雞頭」。

孩子的好，等待父母發現、肯定

高二寒假時，汪詠黛讓兒子參加紐西蘭遊學團，遇見生命中重要的轉捩點，回來開始有明顯變化。因為高中生在團裏要照顧其他小朋友，讓兒子發現自己英語講得還不錯，但需要再加強。回來後，兒子開始努力唸書，覺得比較好下手的就是語言，便將目標鎖定外語系，開始拚大學，後來推甄上一所科技大學的應用外語系。

大一下學期，兒子當選系學會會長，愈來愈受肯定，也知道自己的不足，微軟二度招大學生進入其體系，全省2000多人參加，一關關考試，錄取80人。許多優秀的大學生都參加，汪詠黛鼓勵兒子：「有沒有錄取不重要，光學他們，你就賺到了。」結果兒子愈來愈棒、不怕挫折，受到很多人的肯定。

「兒子一路唸書，就是一連串的挫折，但是他從未放棄自己，因為父母也從未放棄他。」在最關鍵的那3年，無論親子再怎麼低潮，家長都不應口出惡言否定孩子，孩子就不會放棄自己。

「不可諱言的，父母難免會恐懼找不到孩子任何一點優點，怎麼看他就是不順眼，甚至懷疑：我到底愛不愛他？但父母就是要有信心：孩子還有許多地方，等待父母發現、肯定！」汪詠黛抱持正面的想法：「一定會好，一定會好！」後來兒子真的變好了。

多參與親子活動，化解隔閡

孩子遇到問題，只要願意和父母講，沒有不能解決的事。最怕的是，孩子不願意跟父母講，雙方都造成極大的傷害。詹秋薇舉例，像有些女孩未婚懷孕，怕「被爸爸打死以後趕出家門」，連帶也不敢告訴媽媽。

其實媽媽是孩子最大的庇護所，孩子即使做錯、違背父母教誨的原則，只要媽媽願意和孩子一起面對、承擔，孩子就不會孤單面對，使問題更形嚴重。畢竟，父母是大人，解決的方式和資源很多，比孩子自己獨自承擔的後遺症少很多。

「鼓勵父母參與，是化解親子隔閡的最佳方式。」詹秋薇曾在作業中規定，學生須回家請父母說出：「擁有子女後的滿足感是什麼？」有些媽媽不習慣說出口，孩子很聰明地條列出31點讓媽媽勾選，同學再經由分享討論的過程，看到每個家庭的不同溝通模式。

她也曾設計一些活動，讓學生回想：有記憶以來，對父母印象最深刻的兩件事。「當師長提供機會給孩子思考，他們比較會看到父母的用心。」有些國中小老師設計的活動也不錯：親子刨冰、包水餃，這些活動因為父母參與，變得很有意義，使親子關係更緊密，日後回憶起來也覺得很溫馨。

（採訪整理／張慧心、李松齡）

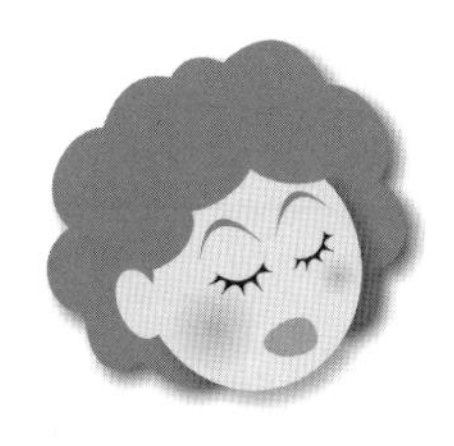

5-3
怎麼讓冰點關係重新溫熱

在家中，你永遠都盯著孩子的腳步，沒有所謂自己的時間？不妨多安排一些時間充實自己的生活。當視野開闊，心情也會變好，回到家不但有嶄新面貌，也有比較豐富的話題，讓另一半及孩子對你刮目相看。

擔任慈濟功德會懿德媽媽多年的林桂慧，過去在生命線及國中當輔導老師的過程中，經常看到親子關係降到冰點的情況。「當衝突到最高點的時候，彼此互相看了都討厭，孩子不會有好口氣，父母也不會有好臉色，彼此的動作態度、身體語言，包括眼睛、嘴巴、肢體在內，常會把自己內心的想法直接呈現出來。」

如果親子間已無話可說，就先從孩子想做的、想聊的話題開始。父母別急著說：「我想告訴你什麼」，或覺得「不行，我現在不說來不及了。」花蓮教育大學幼教系兼任講師敖韻玲衷心地說：「孩子只要想聽，永遠來得及；孩子不想聽，就算再快講，子女也不會聽。」

如果子女什麼都不想說、不想做，她認為父母就不要多問、也不要逼他做什麼，「但心意必須是相通的，讓孩子體會媽媽的心，關鍵時刻就會多思考3秒鐘，不會衝動行事。」

愛講道理，激發孩子反抗心

事實上，很多事情，父母早該去學、注意，不能把一切歸諸於「孩子不好」，孩子其實是家中的「弱勢族群」，在口氣、講道理上，總會覺得父母是在訓話。如果換個角度，學著體貼、關心孩子，就能變成孩子最貼心的父母。

例如：在親子關係緊張，卻有重要的事情要和孩子溝通時，一開始就談論事情本身的對錯，反而會讓氣氛更僵硬；相反的，先處理孩子的情緒，再談事情，孩子比較能欣然接受。

以孩子摔一跤為例，如果我們急忙說：「沒關係，站起來！」孩子只會哭得更大聲，因為他摔痛了，妳並沒有顧慮到他的心情；但如果媽媽先說：「摔痛了嗎？起來，起來，讓我看一下。」等他眼淚收了，再跟他說：「你看，這裡比較高，那裡比較低，所以才會跌倒，走路要仔細看，下次就不會摔跤了。」孩子才能心悅誠服。

林桂慧說，孩子都不喜歡父母講道理，更何況是他不服氣、也不顧他感受的父母，說出來的話反而更激發他的反抗心。

「不只是孩子，大人也一樣，誰希望自己心情不好時，旁人還一直指正、責怪？」即便孩子出社會，回家向父母抱怨工作的不順利，父母也要「先談感受，再談事情」。林桂慧說：「孩子讀過書，懂得道理也不少，會向父母抱怨肯定是有一定的情緒，父母不妨體貼一點！」父母學習當個好聽眾，接納他、瞭解他、鼓勵他、支持他就夠了，至於該這麼做，孩子早就知道。

放不下身段，得不到孩子的尊敬

即便親子關係衝突到最高點，雙方形同路人，仍有挽回的餘地，只不過這把鑰匙，握在父母手中。「孩子是我們生的，如果媽媽不理他，孩子也會很難受。」林桂慧提醒，遇到這種情況，父母應放下尊嚴、面子、身段，把自己最愛的人拉回身邊。

如果真的放不下身段，打通電話、傳封簡訊或紙條，讓孩子知道父母「已經軟化，表現歉意」。父母如果真的做錯了，就應該先道歉，「愈是固執，不懂得道歉的父母和老師，孩子愈不尊重。」在她經驗中，一旦大人願意承認自己的不對，孩子反而會說：「其實我也有不對的地方。」

她也建議，在中學校內成立「關心社」組織，由受過專業訓練的爸爸、媽媽或退休老師，陪伴孩子談心、談生活、談親子關係，讓已冰凍的親子關係，有機會破冰。

「有些媽媽常會吃醋：『孩子為什麼和別人比較親』，其實，孩子是媽媽生的，只是這段期間，第三者從旁說兩句，反而更有效，媽媽其實不必太過小心眼。」她提醒，孩子不和媽媽說話時，媽媽不妨利用錄音機，把自己對孩子說話的口氣錄下來，自然就知道原因出在那裡。

「又硬、又不舒服的口氣，大人聽了都受不了，何況是青春期反抗性正強的青少年？」她說，有些媽媽和家人講話講到一半，朋友突然來電，就立刻轉為一種輕快愉悅的語調和朋友說話，既然如此，為什麼不能對孩子說話同樣溫柔婉約？

先示弱的一方，最後才是大贏家

親子、兩性專欄作家汪詠黛表示，想得到孩子的心，父母要破除迷思，別只想要孩子改變，先承認和孩子間會形成冰點，百分之兩百是自己也有問題，只是輕重不同而已。

承認自己有問題後，再想方法，或向外尋求協助，如學校輔導室，或找自己信得過、有能力的朋友。然而，別人的方法不見得適合自己，一定要再重新檢視自己，瞭解孩子個性，問題可能在於你的口氣、態度，只要稍做調整，說不定就能化解冰點。

比如，有些媽媽很在意孩子的功課，孩子回到家不看書，媽媽就會緊張、火大，但將心比心，回到媽媽13歲時，想想自己那時在想什麼、做什麼。如果媽媽自認沒有叛逆期，就問有叛逆經驗的朋友，多少能瞭解孩子心中的想法，模擬未來的轉化途徑，只要大人心境一轉，什麼事都會往好的方向發展。

在親子未斷訊之前，汪詠黛提供4步驟，處理各種惡劣狀況——面對、接受、處理、放下。她指出，媽媽只要願意面對、接受孩子功課不好的事實，還會沒有方法嗎？當然有，而且方法不止一個。

重要的是，碰到青少年的叛逆，不能全家都像要毀了一樣，深信一定會過去，只是過程比較辛苦。媽媽要堅持地看著、陪著孩子成長，從他們眼中，看到善良的眼神，知道孩子只是叛逆，不會真正變壞，全家人團結在一起，大人互相支持對方，克服低盪情緒，陪孩子度過青春期難關。

當不自覺已發生冰點關係，有心改善的一方，可以先主動示好，若父母有機會或能力，不妨多做一點，例如：藉由接送孩子上下學，在密閉空間中，找機會多溝通。

有自覺的一方先改善，即便暫時受委屈，也不會做白工，因為孩子一定感受得到。「人與人的關係是互動的結果，當你願意打破僵局，就是給孩子另一種學習。他會學到：原來可以用這種方式，突破人與人之間的關係。不會覺得主動示弱的人很丟臉，願意先說對不起的人，很有勇氣，值得敬佩。」詹秋薇認為，先示弱的一方，最後才是大贏家。

沉澱混亂情緒，就有方法解決

汪詠黛建議，親子關係處在冰山階段的家庭，也可尋求宗教信仰，支撐自己繼續走下去的力量。雖然孩子叛逆的那段期間，身為佛教徒的她，根本無法靜下心唸經。但媽媽教她：「你就唸『南無觀世音菩薩』就好了。」她反應：「太短了，不行。」媽媽更改建議：「那就唸長一點的『南無大慈大悲救苦救難廣大靈感觀世音菩薩』！」她照著媽媽的意思，一直唸這句話，讓自己沉靜下來。

她表示，其實只要是正信的宗教，那怕是200多字的「心經」，只要能控制住自己的情緒，人就會比較有智慧，也比較能生出好方法。她在最難過的時期，也跟著篤信基督教的鄰居、朋友，到教會聽他們唱聖歌，她在台下痛哭流涕，鄰居、友人則誠心為她禱告，她覺得有人幫忙，得到不少力量，才始終相信孩子是好的。

孩子讀大一後，有一次，先生開車載兒子去吃冰淇淋，看到路邊一群毛躁的國中生，兒子脫口：「一副欠揍的樣子！」汪詠黛忍不住提醒：「你以前比他們還欠揍。」講到先生以前去學校，為兒子擺平問題時受的委屈，著實吃了不少苦。兒子訥訥地說：「我也不知道那時候我會那樣。」後來，先生把車停在路邊，開始激動大哭，兒子紅著眼一句話也沒說，汪詠黛則在一旁陪著掉淚，全家人的心又凝聚在一起。

看清自己的角色

當親子關係無路可走時，上「父母效能訓練」課程，或父母成長班、讀書會、聽演講，也不失為另一種方法。詹秋薇說明，這類課程會教導家長溝通的技巧——

釋放「我」訊息時，應先說自己的感受，再講事情的過程，而非責罵誰是誰非。如此，就不會讓打死結的親子關係，更加難解。

例如：很多媽媽都有這樣的經驗：孩子遲歸，母親先是擔心，然後生氣，再來是只要回來就好。腦子才這麼想，當孩子一進門時，仍惡狠狠地說：「為什麼這麼晚回來？」其實，這時父母要表達的不是責罵，是擔心和關懷，可見媽媽要多麼審慎選擇所用的語詞，讓孩子真切知道媽媽的想法，願意講清楚為什麼遲歸，而不是一口堵掉他想說的話。

除了溝通理論可讓媽媽受惠不少，其他課程包括：自我瞭解、人格特質中的PAC理論、情緒清倉、心理劇場、行為改變等，都能讓媽媽更瞭解自己應扮演什麼角色，才能發揮親子間的潤滑劑。

以PAC理論來說，每個人的人格都包括：父母親（Parents，威權）、成人（Adult，理性）及孩童（Children，撒嬌任性）的角色。最理性成熟的溝通，當然是A對A，即雙方皆用成人的身分平等對話；但大多親子是用互補式的溝通方法，當一方用C，較依賴撒嬌尊重的方式時，希望另一方用較權威、會照顧人的方式來帶領或決定，反之亦然。如果雙方皆用CC的方式，就會像小孩子扮家家酒，做不出任何決定；若兩人皆用PP相對，則容易形成針鋒相對的狀況。上這類溝通課程，就是幫助當事人，看清自己的角色，以正確方式回應。

詹秋薇認為，更年期婦女要很瞭解自己，對情緒反應中不自覺，或無法控制的部分，如身心症狀等問題，先面對、解決、治療，做個身心健康的人。當自己用健康的態度面對，青春期子女的種種行為，相形下也不再那麼嚴重。

開闢另一處天地

當孩子翅膀長硬、振翅高飛後，更年期婦女也要重頭學習時間安排，適應和先生互相為伴的兩人世界，把多一點的時間放在另一半的身上，用心安排兩人的生活作息。「孩子有需要，我們撐開羽翼保護他、歡迎他，孩子累了，一定會先想到父母。」林桂慧說，孩子看到父母有事忙，還忙得很開心，也會比較放心。

她也建議媽媽們，更年期有空閒時間，不妨多安排時間去服務社會、參加讀書會、學點手藝、交朋友，日子過得充實而忙碌。最重要的，當視野開闊，心情也會變好，回到家不但有嶄新面貌，也有比較豐富的話題，讓另一半及孩子刮目相看。

當兒子帶女友回家時，林桂慧會體貼地要兒子陪女友四處走走，自己則以「爸爸媽媽也需要獨處」為由，盡量不互相打擾，以免年輕人覺得受拘束。到這個階段，老的、小的都有自己的兩人空間，才是真正放手，步入人生另一個美好的晚晴境界！

總之，更年期媽媽也不妨想想，自己從青春期結束後、開始步入成年，也沒花許多時間陪伴和關懷自己的父母，隨著上班、加班、創業……自己不也常因一些瑣碎的事，沒時間回頭看看，父母是否需要自己，如今為人父母，也該體諒孩子「有事要忙」？

如果媽媽懂得放寬心，覺得「孩子沒有事情就是好消息！」偶爾打電話知道對方過得很好，就可以放心了。像林桂慧偶爾在MSN看到兒子上網，就和孩子對談兩句，知道孩子最近在忙什麼？累不累？幾句話，知道天下無大事，孩子自有天地，媽媽便放心地享受自己的人生。

（採訪整理／張慧心、李松齡）

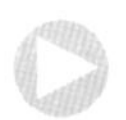

親子教育相關單位

單位	聯絡電話
各地生命線	104（查號台）或（02）25059595
張老師專線	1980
台北市社會局少年關懷專線	（02）25451100
台北市少年輔導委員會	（02）25110866
友緣基金會	（02）27693319
國際單親兒童基金會	（02）23029099
觀音線	（02）27687733
華明心理輔導中心	（02）23821885
宇宙光輔導專線	（02）23692696
馬偕協談中心	（02）25718427
中華心理衛生協會	（02）23712645
基督教勵友中心	（02）25942492＃3

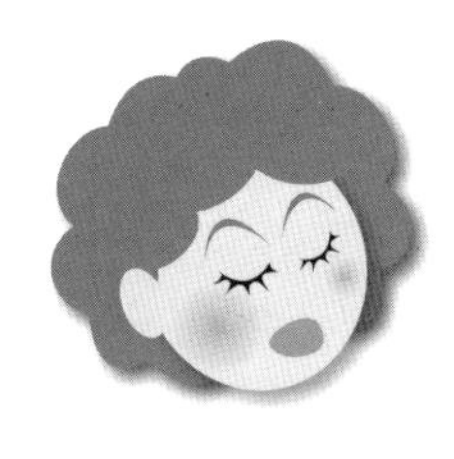

5-4 親子可以一起做的10件窩心事

青春期孩子欲尋求獨立，更年期父母常覺得與孩子無話可聊、無事可做，父母該如何讓看似兩條不同的平行線，交織出多樣的交集點？

友緣基金會副執行長黃倫芬表示，許多父母覺得青春期的子女離自己愈來愈遙遠，與孩子無話可聊、無事可做，其實只要給孩子時間，用心找到親子間共同的交集點，一起從事喜歡的活動，就可大大拉近彼此的距離。

有一位不愛運動的爸爸，觀察到兒子喜歡看NBA籃球，就刻意關心籃球消息，讓親子間有共同的話題。黃倫芬指出，很多父母常覺得這點不重要，功課和聽話才是最重要的，這種心態便阻礙了親子關係的發展。至於親子間的交集點是什麼，需要父母用心研究、發掘。

1.發覺孩子興趣，創造共同話題

有一部電影，描述父親如何在母親過世後，發現與孩子愈來愈疏離，於是租了一艘船，帶孩子出海冒險，共同完成、面對一個挑戰，讓親子距離再次靠得很近。

兒子喜歡打棒球的古意玲，本身是單親媽媽。原先，古意玲對職棒一竅不通，為了和兒子有話可聊，她晚上特地趕回家陪兒子看職棒。從門外漢到棒球術語朗朗上口，還能和兒子對談喜愛的球員動向，以及該球員最近的整體表現，兒子覺得多了一個聊天的伴兒，甚至會要求媽媽，帶他去看總決賽。

2.和孩子一起學習、切磋

財經雜誌編輯王珍妮，投資自己和女兒學快速記憶法。「我想參加一些專業證照的考試，女兒上國中也需要大量記憶背誦，所以我約她一起去上課，彼此有個伴，回家後還能互相切磋。」她說，選擇一項親子都不會的東西共同學習，是件很棒的事。

其他像做蛋糕、煮飯、養寵物等，親子可共同進行，或讓孩子放手去做，父母則從旁協助，「父母只要負責吃、誇獎他，絕對不要挑剔他。」

黃倫芬也笑盈盈地想到：「以前還曾和小孩一起做麵包，真快樂。」她提及：「我家老二喜歡吃，我就會帶他去吃比較新奇的東西，像馬桶冰。和老大就一起看電視，分享人生經驗。」「分享時，不一定急著要影響他，因為彼此至少還有交集點，孩子不會像沒有根的汽球，被風一吹就飄走。」

3.結盟為愛美陣線

女孩子對美的話題幾乎是不變的興趣，如果家有女兒，黃倫芬建議，媽媽可以和女兒研究「如何變得更美」，一起逛街、搭配衣服，或是喝下午茶，教女兒編織圍巾，都是很棒的選擇；另外，親子安排一起吃個飯，或用較長的時間一起去旅行，暫時將現實煩惱拋旁邊也很不錯。

美姿美儀專家告若愚有一對很愛美的兒女，兒子帥，打扮起來有型有款，女兒是知名的腦性麻痺藝術家包錦蓉，朱若愚陪伴女兒的方式，除了到野外寫生、去游泳池游泳練身體，還常心血來潮，幫女兒變換各種打扮。最近，朱若愚出了一本《衣療：美麗密碼》，書中就有兒女盛裝打扮的照片，全家人樂在裝扮樂趣中，完全沒有愁容和煩惱。

4.聊天也可以百無禁忌

花蓮教育大學幼教系兼任講師敖韻玲，和全國家長聯盟理事長蕭慧英，也建議媽媽可以順著孩子需要，和孩子做同一件事。像孩子喜歡唱英文歌、玩樂團，她們會約先生一起參與，為孩子的演唱喝采。而兒子喜歡打電玩，敖韻玲則會翻著破關祕笈，陪父子倆同樂。

蕭慧英常和三個女兒聊天，題目百無禁忌，如喜歡那位美國男明星當自己的男朋友？結果說來說去，發現母女喜歡的類型頗一致，於是她們下一個結論：如果要排隊當某位男明星的女朋友，一定要記得約媽媽一起去！

5.攜手為健康而戰

此外，為健康或體重而奮戰，也是不錯的選擇。像在學校教音樂的劉玉琛，孩子罹患類風溼關節炎，為了延緩病灶對身體的傷害，親子不斷研究各種健康飲食及有益身體的常識，建立共同抗敵的意識。「我每天都會打一杯新鮮有機有果汁給全家人吃，大女兒因此知道媽媽的用心，再辛苦都願意努力下去。」

至於小女兒，一直不滿意自己的體重，透過媽媽煮一些中藥及無油無熱量的食物，同時家裡不存放零食及點心，到晚上就搬開客廳的桌椅，母女三人分別選擇合適的運動，如小女兒搖呼拉圈、劉玉琛甩手、大女兒練吐納，全家人都為健康而戰，也拉近彼此的心。

6.藝文活動不缺席

曾獲年度風雲老師的民生國小教師蘇蘭，是帶領全家動起來的火車頭。她每年一定安排全家出國旅遊，拍攝的照片做成家中每個人的專屬月曆。她認為，自己是屬於比較權威型的母親，會「強迫」高中子女參與藝文活動，並引導他們分享心得。不過因為從小就養成習慣，孩子並不會排斥。

她會參照兩廳院的活動手冊，及台北文化局等社教單位印的藝文手冊，瞭解即將上映的電影或音樂活動，選擇適合全家人參訪的畫展或藝術表演活動，然後利用晚餐時刻，向全家人「簡報」，做成決定後進行購票，到時候再提醒大家幾點幾分在何處集合後入場。

蘇蘭說，自己的一對子女，是屬於比較乖的青少年，從無激烈的反抗行為。女兒回家以後，往往像一棵植物「種」在書桌前，不叫她就不輕易離開位子，導引這麼乖的子女願意分享，媽媽得使出各種方法才能奏效。

例如全家人去看電影，蘇蘭會安排全家人同去一家放映不同電影的影城，然後分道揚鑣——大人看大人的，孩子去看年輕人的，看完之後再集合，蘇蘭會問女兒：「幾個燈？」讓女兒像「五燈獎」的評審般，替電影打分數。回家路上，彼此交換電影的心得，等於大家都看了兩部片子。

她還會用心收集一週的藝文活動，每週兩次更新自己的教學網頁，及時介紹許多親子可以共同從事的活動，並挑選出適合親子共享的好電影，除了趕著在電影首映前完成評介，還分別打分數，作為孩子挑選時的參考。

她讓子女或學生都很服氣，因為她總是以身作則，自己做十分，要求子女一分，所以很容易收效。「現代孩子不夠勤快，如果大人再懶一點，小孩根本拖不動了。相反的，如果大人很勤奮，那麼孩子就比較願意配合，達到我原先預期的目標。」

7.志工家庭樂無窮

在宗教團體奉獻心力的陳媽媽，因本身做了極佳的示範，就讀中山國中的女兒陳若瑋有樣學樣，也到住家附近的啟明圖書館，從事為盲胞建立點字書的的志願服務工作，因此獲得保德信人壽舉辦的全球「志工菁英獎」親善大使，和另一名同獲此獎的魏琬樺同學，前往美國和其他國家的青少年志工聯誼、交換經驗。

陳若瑋說，看到媽媽常發自內心為不認識的人服務，覺得媽媽很快樂，所以從懂事之後，就積極培養各種能夠幫助別人的能力。

像是製作點字書的DOS軟體，如今會用的人已不多，但她為了服務盲胞，硬是學了起來，而且做好時間規劃，提高讀書效率，利用多餘時間打點字書，利己利人，更獲得媽媽讚賞，讓她非常有成就感。

而保德信去年度的親善大使沈芯菱，曾因透過網路的力量，幫阿公把滯銷的三萬顆文旦，成功銷售一空，被報章雜誌大肆報導，後來她看到媽媽不論刮風下雨都要外出擺地攤販售成衣，覺得媽媽太辛苦了，於是善用自己的專長，幫媽媽架設一個成衣銷售的網站，結果全省各地都有人來批貨，順利幫媽媽轉型為成衣批發，不再需要外出擺攤。

8.讓老媽也成尬網一族

兒子就讀台大外文系的黃美華，57歲開始學電腦，電腦老師就是兒子。她坦言，過去聽朋友談「我寄給你的信收到了嗎？」、「我昨天有寄什麼給你……」聽得霧煞煞，也覺得自己完全被排除在外，但不久前和朋友出國旅遊，回來後大家都用E-mail（電子郵件）寄照片，黃美華決定不恥下問，拜兒子為師，終於躋身成為網路一族。

如今不但學會收發信件，而且還為自己買了一台手提電腦，決心把電腦學好。「電腦真的太好玩了，我一直問，兒子難免覺得煩，沒關係，我先去其他地方先學，不會的再請兒子教我。」她發現，兒子雖然覺得媽媽很麻煩，但私底下卻很佩服我的好學不倦。

她還藉著學電腦，機會教育兒子：「到速食店打工1小時80元，當電腦老師1小時200元，當英文老師1小時600元，怎麼差這麼多？」鼓勵兒子繼續擔任飯店英語講師。

9.成為創業夥伴

上班族劉媽媽，和女兒最大的樂趣，就是合夥當網拍老闆。「女兒很愛賺錢，所以從國一開始，就在網路上拍賣自己的童裝、玩具。」當時孩子仍小，但已學會用數位相機拍下商品圖片，上傳到購物網站，一旦成交，她就幫孩子把貨品包好，拿到郵局寄。

有時女兒遇到考試比較忙，她就替女兒上網回答買家的疑問，替女兒處理拍賣上的瑣事。「幫女兒寄東西，一件幾十元，常常必須貼錢，但因為女兒把我當合夥人，做媽媽的千萬不能太計較。」她坦言，女兒雖然沒有分錢給她，但也不再向她拿零用錢，已經夠懂事了。

不過劉媽媽也指出，答應要幫孩子，就要確實做到。

像有次，她自己公事繁忙，包裹放在皮包裡一個星期，忘了寄出去，直到有一天，女兒氣急敗壞打手機給她：「媽，你太差勁了，到現在都沒寄，害我被買家評為『負分』，你知不知道買家的評價對我來說很重要。」

劉媽媽心裡覺得委曲，想也沒想就回說：「妳的榮譽很重要，可是我整天忙得團團轉，妳卻一點都不體諒，真讓人洩氣。」女兒聞言更生氣，「你做錯事還不承認，更差勁！你至少要向我說聲『對不起』！」劉媽媽一聽，頓了頓，向女兒說聲「對不起！」掛了手機立刻奔向郵局以限時掛號寄出，隔天買家收到貨，立刻把評等改為正分，女兒才破涕為笑。

10.好訊息共同分享

劉媽媽說，因為和女兒建立不錯的「夥伴關係」，女兒有好康的也會回報給她。像是網路上有人賣服飾或手機，女兒會幫忙留意。另外，女兒玩Cosplay（角色扮演），也會把一些有趣的事說給她聽，例如：有媽媽帶著讀幼稚園的女兒一起去Cosplay、有人Cosplay什麼特別的角色、誰Cosplay得到喝采、有幾個人幫她拍照等等，讓她大開眼界。

服裝設計師趙淑芸，知道女兒頗具表演天分，便鼓勵女兒多充實自己，有機會就讓女兒上台露臉或演奏樂器，慢慢磨練台風，母女間有聊不完的話題。去年，先生被公司外派到上海分公司，她趁女兒放長假，一同去上海探親，母女沿途同遊各景點，親密不在話下。

從事保險經紀工作的李珊珊，在女兒到加拿大讀書後，學會上網和孩子聊天，甚至女兒白天爬不起來，李珊珊會越洋用SKYPE喊女兒：「起床囉！」她說，如今有網路，真的很方便，除了不能真的擁抱女兒外，一切都和女兒在台灣時沒有兩樣，彼此溝通也沒有距離。

（採訪整理／張慧心、李松齡）

編輯後記

都是荷爾蒙在作怪

葉雅馨

兩年前（2005年），3月間的一次編輯會議，討論著「更年期」與「青春期」的話題。我們的記者朋友多為女性，幾位還是正值家中有女初長成的母親，聊著聊著，沒想到這個兩代相處的話題，似乎有說不完的故事。《大家健康》雜誌封面主題的篇幅看來是沒法滿足這些劇情，當下我已經有了出書的預想，也是想讓更多相似有「更年期」經驗，或即將步入「更年期」的媽媽族群，對自己的更年期與青春期年齡的女兒，有更全面的瞭解及能愉快自處。

待文章採訪完畢後，果然，這個問題，得出本書，才有機會讓讀者讀到更多完整的內容。為了讓各篇文章有好的串連，讓故事案例更流暢，編輯睿縈和怡玲，不斷調整內容大綱，與記者溝通寫稿角度。於是，我們從原始雜誌主題，開始擴充內容，延伸對「更年期」與「青春期」，「媽媽」與「兒女」所遇到的問題。

有不少學者專家，戲稱更年期遇上青春期，是場荷爾蒙的戰爭，雙方的生理變化，引起了情緒的波瀾，演變成相處心結的問題，這個問題似乎很難解，許多家庭問題，也因此產生。不過，有歷經「更年期」與「青春期」對抗的朋友說：「現在我們歷經風暴後，更能『和平』相處了！」是的，這本書希望能對現在深陷荷爾蒙風暴的媽媽們，能助上一臂之力。

書的第一章，就直擊引起這場戰爭的導火線。更年期的媽媽和青春期的孩子都遭遇著身心變化的問題，在媽媽身上開始遇到「更年期」所有的生理症狀，月經逐漸出現不規則，最後停止，導致許多的不適，進而引起情緒不穩定、焦慮、多疑、失眠等精神方面的症狀，而孩子開始「轉大人」的過渡時期，第二性徵開始出現，生長也變為快速，許多不適也容易變成情緒的問題。生理機能一個不斷往上，另一個逐漸減緩，差異愈大，一旦爆發情緒，自然也就容易處不好。

如何解決這樣的生理問題呢？第二章針對青春期的現象，讓媽媽了解孩子，協助他們認識自己的身體構造。也談更年期的媽媽們，可能遇到生理的大小毛病，包括骨質疏鬆的問題、心血管的問題、皮膚保養的問題、更私密處的一些問題。

第三章則朝著解開這場戰爭所衍生的心結問題邁進。現在青少年敘說的火星文，到底是要表達什麼？心理想的是什麼？的確大不相同。就以音樂比喻，當媽媽的

編輯後記

這一代，喜歡的是民歌，柔柔的曲風；現在的孩子，老選擇RAP快節奏的調調。可是難道兩種曲調，無法結合嗎？如果孩子喜歡周杰倫，建議妳必要去聽一首「千里之外」，這首歌正是結合費玉清和周杰倫兩個不同世代，唱成的一首好歌。妳和孩子的相處或也能像這曲子一樣。另一首是周杰倫自己創作譜的曲「聽媽媽的話」更像是助妳一臂之力。

第四章和最後一章，是給媽媽們打氣，以生活的實際案例，建議如何與孩子溝通，當她的大朋友，一起做窩心的事。

這本書的完成，感謝記者伙伴們——慧心、松齡、淑蓉、智華、錦治等的撰稿，更感謝柯滄銘醫師、吳佑佑醫師、作家汪詠黛為本書推薦作序。

文末，再想想：有時是荷爾蒙作怪，和妳對話的聲調忽高忽低，甚至不耐煩的回應，也不是她（他）想要或故意的！誰知道就這麼巧，妳的更年期要遇上他的青春期。

（本文作者為大家健康雜誌總編輯暨

董氏基金會心理衛生組主任）

董氏基金會出版品介紹

●保健生活系列●

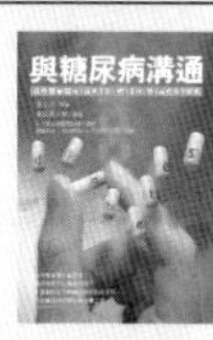

與糖尿病溝通

本書集結《大家健康》雜誌相關的糖尿病報導，並加入醫藥科技的最新發展、實用的糖尿病問題解答。透過專家精彩的文章解析，提供大眾預防糖尿病，以及與疾病相處的智慧。

策劃／葉金川　　編著／大家健康雜誌　　定價／160元

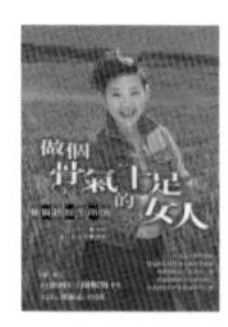

做個骨氣十足的女人——骨質疏鬆全防治

作者群含括國內各大醫院的醫師，以其對骨質疏鬆症豐富的臨床經驗與醫學研究，期望透過此書的出版，民眾對骨質疏鬆症具有更深入的認識，並將預防的觀念推廣至社會大眾。

策劃／葉金川　　編著／大家健康雜誌　　定價／220元

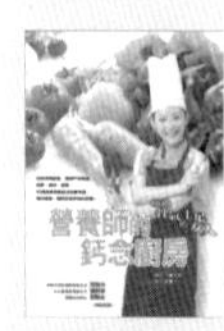

做個骨氣十足的女人——營養師的鈣念廚房

詳載各道菜餚的烹飪步驟及所需準備的各式食材，並在文中註名此道菜的含鈣量及營養價值。讀者可依口味自行安排餐點，讓您吃得健康的同時，又可享受到美味。

策劃／葉金川　　作者／鄭金寶　　定價／250元

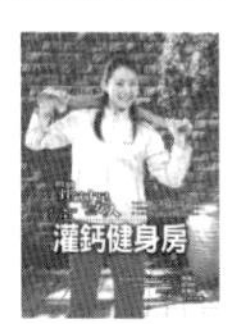

做個骨氣十足的女人——灌鈣健身房

根據患者骨質密度及危險因子量身訂做運動類型、運動方式、運動強度頻率及每次運動時間，動作步驟有專人示範，易學易懂。

策劃／葉金川　　作者／劉復康　　定價／140元

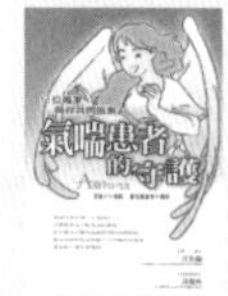

氣喘患者的守護——11位專家與你共同抵禦

本書從認識氣喘開始，介紹氣喘的病因、藥物治療，進一步教導讀者自我照顧與居家、工作的防護原則，並建議強壯呼吸道機能的體能鍛鍊法；最後以問答的方式，重整氣喘的各項知識，提供患者及家屬具體可行的保健方法。

策劃／葉金川　　審閱／江伯倫　　定價／260元

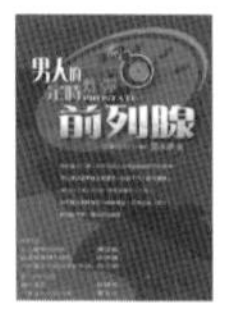

男人的定時炸彈——前列腺（修訂版）

前列腺即為攝護腺，平常潛伏在男性骨盆腔深處，到年老時，卻造成男性朋友很大的困擾，甚至因前列腺癌，而奪走其寶貴的生命。本書從病患角度，具體描述前列腺會引發的病症、治療、藥物使用及副作用，採圖文並茂的編排，讓讀者能一目了然。

策劃／葉金川　　作者／蒲永孝　　定價／220元

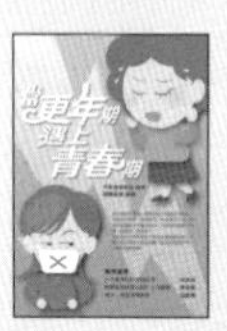

當更年期遇上青春期

更年期與青春期，有著相對的生理變化，同處一個屋簷下，不免迸出火花，妳或許會氣孩子不懂妳的心，可是想化解親子代溝，差異卻一直存在……想成為孩子的大朋友？讓孩子聽媽媽的話？想解決更年期惱人身心問題？自在享受更年期，本書告訴妳答案！

編著／大家健康雜誌　　總編輯／葉雅馨　　定價／280元

● 公共衛生系列 ●

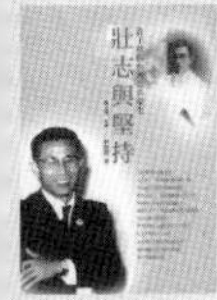

壯志與堅持——許子秋與台灣公共衛生

許子秋，曾任衛生署署長，有人說，他是醫藥衛生界唯一有資格在死後覆蓋國旗的人。本書詳述他如何為台灣公共衛生界拓荒。

策劃／葉金川　　作者／林靜靜　　定價／220元

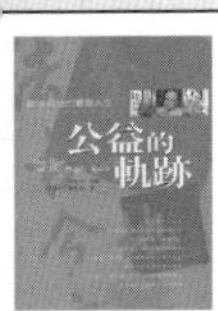

公益的軌跡

記錄董氏基金會創辦人嚴道先生豐富的人生閱歷。他是一位把握原則、堅持到底、熱愛生命、關懷社會的勇者，從平凡中可看見大道理。

策劃／葉金川　　作者／張慧中、劉敬姮　　定價／260元

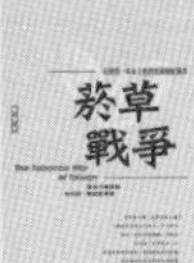

菸草戰爭

這本書描述台灣菸害防制工作的歷程，並記錄這項工作所有無名英雄的成就，定名為「菸草戰爭」，主要是形容在菸害防制過程中的激烈與堅持。

策劃／葉金川　　作者／林　純、詹建富　　定價／250元

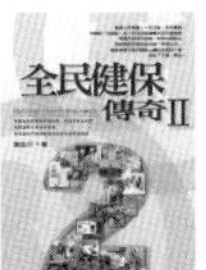

全民健保傳奇II

健保局首任總經理葉金川，以關心健保的角度著眼，從制度的孕育、初生、發展、成長，及未來期盼等觀點，引導我們更深層地思考，共同決定如何讓它繼續經營。

作者／葉金川　　定價／250元

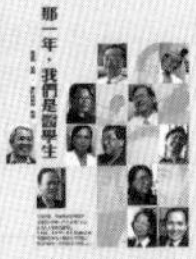

那一年，我們是醫學生

從醫學生活化、人文關懷的角度出發，以前董氏基金會執行長葉金川醫學系的同學為對象，他們除了醫師，也扮演其他角色，如賽車手、鋼琴家、作家、畫家等。內容涵蓋當年趣事、共同回憶、專業與非專業間的生活、對自己最滿意的成就及夢想等。

策劃／葉金川　　定價／250元

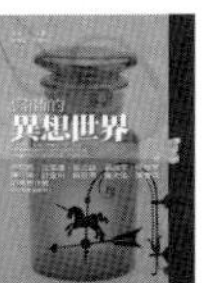

醫師的異想世界

除了看診、學術，懸壺濟世的醫師們，是否有著不同面貌？本書訪問十位勇敢築夢，保有赤子之心的醫師，包括沈富雄、侯文詠、羅大佑、葉金川、陳永興等，由其暢談自我的異想，及如何追求、實現異想的心路歷程。

策劃／葉金川　　總編輯／葉雅馨　　定價／280元

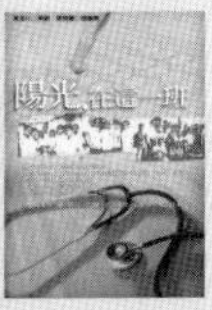

陽光，在這一班

本書以一篇篇的小品文，記錄一群台灣醫療界中堅分子，在醫學系畢業三十年後的同學會上，回溯彼此求學的點滴、畢業後的創意與自我的實踐。讀者透過閱讀，可激起對自我的回顧、對生命的熱忱，勇敢築夢、展望未來。

策劃／葉金川　　總編輯／葉雅馨　　定價／280元

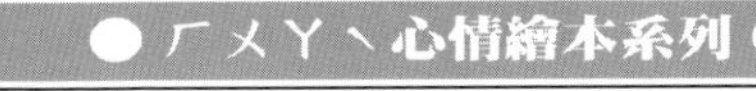

● ㄏㄨㄚˋ心情繪本系列 ●

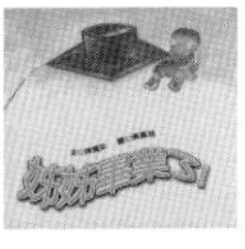

姊姊畢業了

「姊姊畢業了」是首本以台灣兒童生活事件為主軸描寫的繪本，描述姊姊畢業，一向跟著上學的弟弟悵然若失、面臨分離與失落的心情故事，期盼本書能讓孩子從閱讀中體會所謂焦慮與失落的情緒，也藉以陪伴孩子渡過低潮。

文／陳質采　　圖／黃嘉慈　　定價／250元

● 悅讀心靈系列 ●

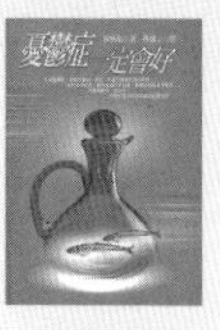

憂鬱症一定會好

憂鬱症是未來社會很普遍的心理疾病，國人對此疾病認知有限，因此常錯過或誤解治療的效果。其實只要接受適當治療，憂鬱症可完全治癒。本書作者根據身心合一的理論，提出四大克服憂鬱症的方式。透過本書的介紹，「憂鬱症會不會好」將不再是疑問！

作者／稅所弘　譯者／林顯宗　定價／220元

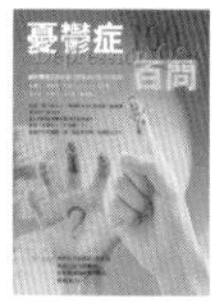

憂鬱症百問

《憂鬱症百問》中蒐集一百題憂鬱症的相關問題，由專家審核回答，幫助每個對憂鬱情緒或憂鬱症有困擾的人，徹底解開心結，坦然看待憂鬱症！

作者／董氏基金會心理健康促進諮詢委員（胡維恆、黃國彥、林顯宗、游文治、林家興、張本聖、林亮吟、吳佑佑、詹佳真）　定價／180元

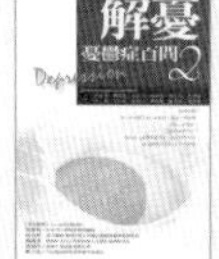

解憂——憂鬱症百問2

《解憂》蒐集三年來讀者對《憂鬱症百問》的意見、網路的提問及臨床常見問題，可做為一般民眾認識憂鬱症的參考書籍，幫助病人或其親人早日恢復笑容。

編著／董氏基金會心理健康促進諮詢委員（胡維恆、黃國彥、游文治、林家興、張本聖、李開敏、李昱、徐西森、吳佑佑、葉雅馨、董旭英、詹佳真）定價／160元

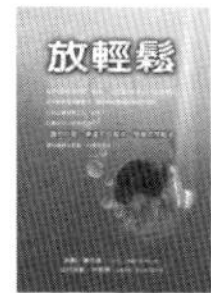

放輕鬆

現代人往往忘了放輕鬆的真正感覺，也不知在重重壓力下，怎麼達到放鬆的境界。《放輕鬆》有聲書提供文字及音樂引導的CD，介紹腹式呼吸、漸進式放鬆及想像式放鬆等方法，只要花點時間，就能坦然處理壓力反應、體會真正的放鬆！

策劃／詹佳真　協同策劃／林家興　定價／230元

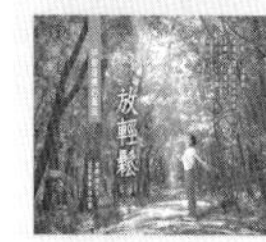

傾聽身體的聲音——放輕鬆（VCD）

本書引導我們回到身體的根本，以身體動作的探索為手段，進行身與心的對話。隨著身體的感動與節奏，你會發現，在肌肉的一張一弛中，原來可以得到靜心與放鬆！

策劃／劉美珠　協同策劃／林大豐　定價／320元

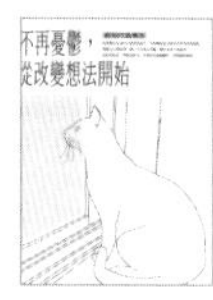

不再憂鬱——從改變想法開始

被憂鬱纏繞時，是否只看見無色彩的世界？本書詳載如何以行動來改變觀點與思考，使見解符合客觀事實，不被憂鬱影響。努力自我實踐就會瞭解，改變原來並不困難！

作者／大野裕　譯者／林顯宗　定價／250元

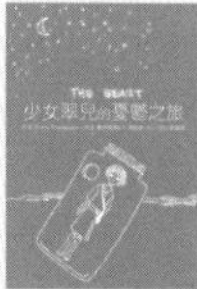
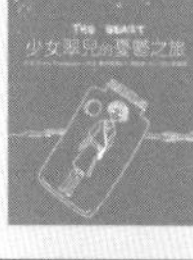

少女翠兒的憂鬱之旅

作者翠西湯普森（本書稱為翠兒）是名罹患憂鬱症的華盛頓郵報記者，以一個媒體人的觀點，重新定位這個疾病與經歷——「經過這些歲月的今天，我覺得『猛獸』和我，或許已是人生中的夥伴」。文中鮮活描述她面對愛情、家庭、孩子、失戀及如影隨形的憂鬱症。

作者／Tracy Thompson　譯者／周昌葉　定價／300元

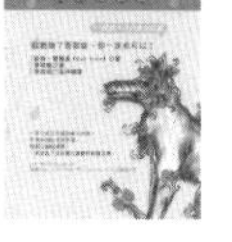

征服心中的野獸——我與憂鬱症

本書作者13歲開始和憂鬱症糾纏，甚至想要自殺。後來她用充滿創意的圖文日記，記述她的憂鬱症病史，分享如何開始和憂鬱症作戰，住院、尋求治療、找到合適的藥，終於爬出死蔭幽谷，找回健康。

作者／Cait Irwin　譯者／李開敏　協同翻譯／李自強　定價／250元

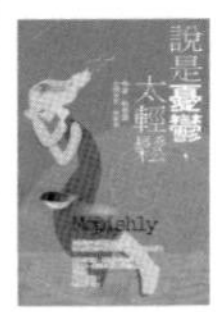

說是憂鬱，太輕鬆

憂鬱患者總是問：為什麼是我？陪伴者也問：我該怎麼幫助他？本書描述八個憂鬱症康復者的生命經驗，加上完整的心理分析，從閱讀中隨角色經歷憂鬱的掙扎、失去與獲得，聆聽康復者迴盪在心靈深處的聲音，解開心裡的迷惑。

作者／蔡香蘋　心理分析／林家興　定價／200元

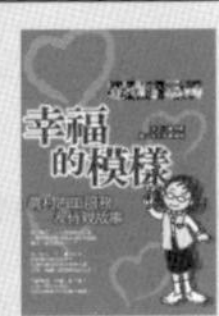

幸福的模樣——農村志工服務＆侍親故事

有一群人，在冷漠疏離的社會，在農村燃燒熱情專業地服務鄉親，建立「新互助時代」；可曾想過「幸福的模樣」？在這群人身上，你可輕易見到。

策劃／葉金川　編著／董氏基金會　定價／200元

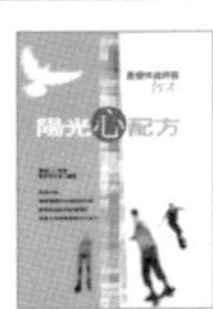

陽光心配方——憂鬱情緒紓解教案教本

國內第一本針對憂鬱情緒與憂鬱症推出的教案教本。以認知活動教學、個案教學、小團體帶領為主要課程導向，執行這些教案可讓青少年瞭解憂鬱情緒對身心的影響，進而關心親友的心理健康，學習適時的覺察與調整自己的情緒，培養紓壓的能力。

策劃／葉金川　編著／董氏基金會　定價／150元

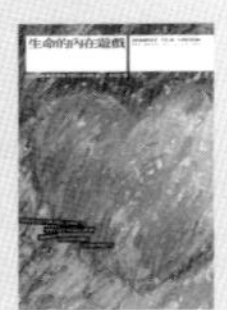

生命的內在遊戲

情緒低潮是生活不快樂和降低工作效率的主因，本書以淺顯的文字，具體的步驟，提供各種心理與生活問題解決的建議。告訴你如何透過心靈管理，處理壞情緒，發展想要的各種關係，自在地過你想過的生活。

作者／Gillian Butler；Tony Hope　譯者／俞筱鈞　定價／220元

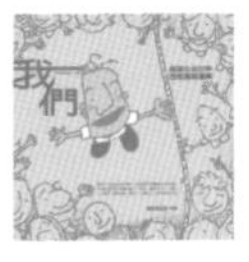

我們——畫說生命故事四格漫畫選集

在書中很多人開朗地畫出對自殺、自殺防治這種以往傳統社會很忌諱的看法。每篇作品都表現了不一樣的創意。在《我們》裡，可以發現到「自己」，也看到生命的無限可能。

編著／董氏基金會　定價／180元

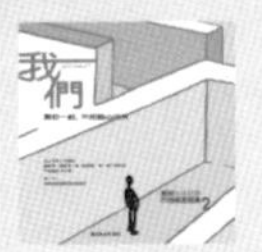

我們——畫說生命故事四格漫畫選集 II

在人生的十字路口，難免有一點徬徨，想一下——你或許會發現自己的美好！本書蒐集各式四格漫畫，分別以不同的觀點和筆觸，表達如何增強自我價值與熱情生活的活力。

編著／董氏基金會　定價／180元

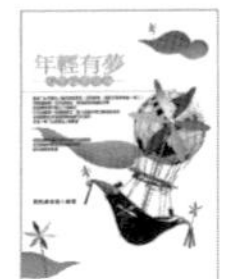

年輕有夢——七年級築夢家

誰說「七年級生」挫折忍耐度低、找不到未來？到柬埔寨辦中文雜誌、成為創意幸福設計師、近乎全聾卻一心想當護士……正是一群「七年級生」的夢想。《年輕有夢》傳達一些青少年的聲音，讓更多年輕朋友們再一次思考未來，激發對生命的熱愛。

編著／董氏基金會　定價／220元

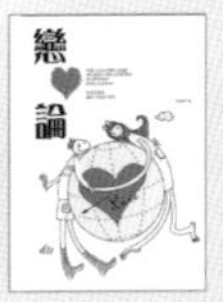

戀愛論

《戀愛論》一書由政治大學社會系教授林顯宗累積多年、蒐集各家愛情理論與學說，結合理論與現實生活，提供讀者多元的愛情觀點。本書也提供如何吸引戀人的方法，學習培養好的特質，讓每個人在愛情路上走得更順利。

作者／林顯宗　定價／200元

國家圖書館出版品預行編目資料

當更年期遇上青春期／葉雅馨總編輯.--初版.--
臺北市：董氏基金會, 2007〔民96〕
面； 公分 --（保健生活）
ISBN 978 957 41 4474 7（平裝）
1.更年期 2.青少年問題 3.父母與子女
417.1 96006243

當更年期遇上青春期

編 著／大家健康雜誌
總 編 輯／葉雅馨
執行編輯／蔡睿縈、江怡玲、吳珮嘉
採訪記者／李松齡、林淑蓉、張慧心、楊錦治、賴至巧、羅智華
（按筆畫排序）
廣告行銷／楊育浩
美術設計／張佑全

出版發行單位／財團法人董氏基金會
發行人暨董事長／黃鎮台
執 行 長／周逸衡
地 址／台北市復興北路57號12樓之3
電 話／02-27766133#252 傳真／02-27522455
網 址／www.jtf.org.tw
郵政劃撥／07777755 戶名／財團法人董氏基金會

法律顧問／志揚國際法律事務所吳志揚主持律師
印 刷／博創印藝文化事業有限公司
總 經 銷／吳氏圖書股份有限公司
電 話／02-32340036
傳 真／02-32340037

2007年5月初版
定價／新台幣280元

填妥後請對摺裝訂，直接投入郵筒，免貼郵票

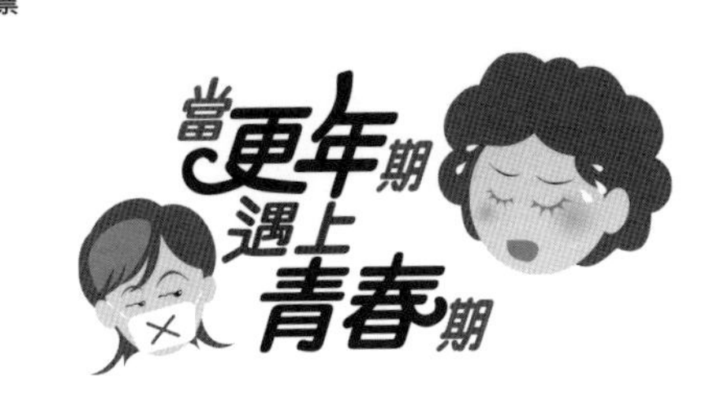

廣告回信
台灣北區郵政管理局
登記證
北台字第12438

10559

台北市復興北路57號12F之3

大家健康雜誌 收

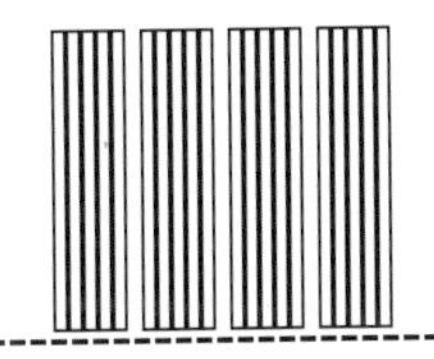

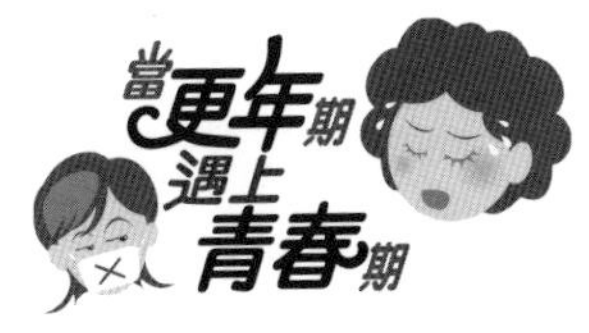

讀者服務回函

感謝您不吝指教，只要您填妥以下問題，寄回《大家健康》雜誌（免貼郵票），您即可參加專為您設計的各項回饋優惠活動。

◆姓名：＿＿＿＿＿＿＿＿ ◆性別：□男 □女

◆年齡：＿＿＿＿＿＿＿＿ ◆教育程度：＿＿＿＿＿＿ ◆職業：＿＿＿＿＿＿

◆電話：＿＿＿＿＿＿＿＿＿＿＿＿＿＿＿＿＿＿（請留白天聯繫電話）

◆地址：＿＿＿＿＿＿＿＿＿＿＿＿＿＿＿＿＿＿＿＿＿＿＿＿

◆您從哪裡購得本書：＿＿＿＿＿市／縣＿＿＿＿＿書店 □郵購 □其他＿＿＿＿＿

◆您對本書的意見：

內　容：□滿意 □尚可 □應改進

編　輯：□滿意 □尚可 □應改進

封面設計：□滿意 □尚可 □應改進

價　格：□滿意 □尚可 □應改進

◆您的建議：＿＿＿＿＿＿＿＿＿＿＿＿＿＿＿＿＿＿＿＿＿＿＿＿